W0203313

Juan A. Lomba

CRANIOSACRALE OSTEOPATHIE

in der Kinder- und Erwachsenenpraxis
Eine neurophysiologische Technik

Beiträge von
Ute Gerresheim und Dr. Gisela Zehner

Mit 120 Abbildungen

PFLAUM

Die Deutsche Bibliothek - CIP-Einheitsaufnahme
Ein Titeldatensatz für diese Publikation ist bei Der Deutschen Bibliothek erhältlich.

ISBN 3-7905-0825-X

Copyright 2001 by Richard Pflaum Verlag GmbH u. Co. KG, München • Bad Kissingen • Berlin • Düsseldorf • Heidelberg
Alle Rechte, insbesondere die der Übersetzung, des Nachdrucks, der Entnahme von Abbildungen, der Funksendung, der Wiedergabe auf fotomechanischem oder ähnlichem Wege und der Speicherung in Datenverarbeitungsanlagen, bleiben, auch bei nur auszugsweiser Verwertung, vorbehalten. Wir übernehmen auch keine Gewähr, dass die in diesem Buch enthaltenen Angaben frei von Patentrechten sind; durch diese Veröffentlichung wird weder stillschweigend noch sonstwie eine Lizenz auf etwa bestehende Patente gewährt.

Satz: Rainer Höchst, Dießen
Druck und Bindung: Pustet, Regensburg

Informationen über unser aktuelles Buchprogramm finden Sie im Internet unter: http://www.pflaum.de

Inhalt

Hinweise für die Benutzung des Buches

- Bei der Beschreibung der einzelnen Techniken verwende ich das spanische Wort: **Mobimiento** = Bewegung, Bewegungsqualität.
- Mit den Begriffen **Kopfhand** und **Fußhand** ist Folgendes gemeint: Die Hand des seitlich vom Patienten stehenden Therapeuten, die dem Kopf des Patienten zugewandt ist, wird mit Kopfhand bezeichnet, die Hand, die den Füßen des Patienten zugewand ist, als Fußhand.
- Statt Daumenballen wird bei der Beschreibung der Techniken das Wort **Thenar** verwendet.

Vorwort

Von unserem Zeitalter, in dem bei computergesteuerten Operationen einerseits, durch hochwirksame Medikamente andererseits spektakuläre Ergebnisse erzielt werden, lässt sich feststellen, dass die Menschen zwar immer älter, nicht aber gesünder werden. Insbesondere steigen die Befindlichkeitsstörungen in rasanter Weise wie z.B. unbegründete Angstzustände, Schlafstörungen, Kopfschmerzen, Hormonstörungen, Konzentrationsschwäche und Überaktivität bei Kindern.
Die Wissenschaft hat ein immer präziseres Wissen über die Körperchemie, die Pharmakologie kann immer spezifischere Medikamente einsetzen und die Kenntnisse der Biomechanik des Körpers sind auf einen hervorragenden Stand gebracht worden. Die bildgebenden Verfahren erlauben uns einen ausgezeichneten Einblick in die einzelnen Körperstrukturen mit immer genauerer Differenzierung des Gewebes.
Gleichzeitig wuchs in den letzten Jahren das Interesse an alternativen und komplementären Therapiemethoden überall auf der Welt. Der Wunsch, mit Hilfe einer solchen Heilweise gesund zu werden, wird immer größer. Im Rahmen dieses Bedürfnisses, aber auch Bedarfs, kann die Craniosacrale Osteopathie eine große Lücke schließen. Denn schließlich macht eine mechanische Dysfunktion noch immer große Probleme für den gesamten Organismus. Die Aufmerksamkeit der manuell tätigen Therapeuten sollte deshalb stets auf Querverbindungen zwischen manuellen Techniken, Kieferorthopädie, Logopädie und Psychotherapie gerichtet sein.

Jedes Trauma bewirkt eine Speicherung von Energie, die oft vom Bindegewebe nicht neutralisiert werden kann. Bei einem Unfall z.B. gilt es nicht nur, die strukturellen Schädigungen zu korrigieren. Auch die emotionale Ebene muss betrachtet werden, weil durch ein Trauma Dauerstress für den Organismus ausgelöst werden kann. Mit Hilfe der Cranialen Osteopathie gelingt es, den Patienten von dieser Überbelastung zu befreien und den wichtigen Selbstheilungskräften des Körpers freie Entfaltung zu ermöglichen.
In diesem Sinne stellt das Buch die vielfältigen Bezüge der Cranialen Osteopathie zu anderen medizinischen Disziplinen an Beispielen aus der

täglichen Praxis dar. Möge es dazu beitragen, die interdisziplinäre Zusammenarbeit zum Vorteil der Patienten zu fördern.

Allen, die an diesem Buch mitgearbeitet haben, möchte ich meinen besonderen Dank aussprechen: dem Verlag für die Bereitschaft, dieses Werk zu veröffentlichen, besonders Herrn Kannegiesser für die ermutigenden Gespräche, dem Grafiker Hans Richter für die geduldige Erstellung der Fotografien, Sabine Jungkurth und Herrn Becker für Graphik und Design des Bildmaterials, der Logopädin Ute Gerresheim, die mir wertvolle Hinweise aus logopädischer Sicht gab, Frau Dr. Zehner für den kieferorthopädischen Beitrag, Felix Müller für die Hilfe am Computer, meinen Kindern Anabel und Fabio für ihre Mitarbeit bei den Fotos und meiner Kollegin und Lebensgefährtin Gisela Schröder für ihre geleistete Arbeit an diesem Buch. Ich danke auch meinen vielen Helfern, die nicht namentlich erwähnt werden.

J. A. Lomba

Grundlagen zum Verständnis des Craniosacralen Systems

Das Craniosacrale System ist ein neuroanatomisches System, das bei allen Lebewesen, die Gehirn und Rückenmark besitzen, existiert. Es formt sich während der embryonalen Entwicklungsphase im Mutterleib aus und arbeitet bis zum Tod. Treten Störungen auf, die das Gleichgewicht dieses Systems beeinträchtigen, können auch Gehirn und Rückenmark als Anteile des Craniosacralen Systems in Mitleidenschaft gezogen werden.
Auch auf der emotionellen Ebene kann dieses System stark beeinflusst werden. Resultate sind Störungen von vegetativen und motorischen Funktionen. Diese Funktionsstörungen beeinträchtigen den gesamten Menschen.
Das Craniosacrale System steht in ständiger Beziehung zum Nerven-, Gefäß-, Lymph-, endokrinen und respiratorischen System. Der Craniosacral-Therapeut arbeitet regulierend an diesem feinen Mechanismus und setzt selbstregulierende Impulse in diesen Systemen frei.
Bei Berücksichtigung bestimmter Aspekte können keine Nebenwirkungen auftreten. Das System selbst entscheidet, in welcher Form und zu welchem Zeitpunkt eine Veränderung stattfindet.

Entdeckung des Craniosacralen Systems

Es wurde erstmals von William Sutherland, Schüler der American School of Osteopathy in Kirksville, anfangs des 20. Jahrhunderts entdeckt. Ihm fiel beim Betrachten von verschiedenen Schädelpräparaten die unterschiedliche Struktur der einzelnen Schädelnähte ins Auge. Sie ließen ihn an Gelenkflächen denken.
Nach vielen Untersuchungen und Nachforschungen baute er sich schließlich einen Football-Helm mit Hilfe von Schrauben, Ösen und Gelenken so um, dass er damit, bei Aufsetzen des Helmes, in der Lage war, gezielten Druck auf jeden einzelnen Schädelknochen auszuüben.
Die Auswirkungen des Druckes beobachtete er und wertete sie aus. Unge-

fähr zu diesem Zeitpunkt begann er seine Studien auch auf die Schädel von Patienten auszudehnen. Bei seinem Experiment, Druck auf den gesamten Schädel auszuüben und jede Knochenbewegung zu unterbinden, bemerkte er den gleichen rhythmischen Puls am Kreuzbein.
Lange Untersuchungen folgten, bis er dann 1925 die erste Arbeit über den craniosacralen Rhythmus veröffentlichte.

Palpation und Beurteilung des craniosacralen Pulses

Die Bewegungen des Cranialen Systems werden auch als craniosacraler Puls oder craniosacraler Rhythmus bezeichnet. Am leichtesten ist er am Sacrum und Occiput zu ertasten. Bei zunehmender Erfahrung und Sensibilität ist es möglich, die Bewegungen überall im Organismus zu spüren und zu beurteilen. Es sind dann sogar die Amplituden an Knochen, die eigentlich nicht direkt mit dem Membransystem verbunden sind, spürbar, z.B. im Unterkieferbereich.
Sind diese Amplituden zu schwach, ist der Patient in einem geschwächten Zustand und so anfällig für Krankheiten. Das Gegenteil kann auch der Fall sein: Zeigen die Amplituden die volle Stärke, haben die Patienten eine gute Vitalität. Verläuft der craniale Rhythmus dabei allerdings nicht symmetrisch, deutet das auf pathologische Vorgänge hin. Es handelt sich dann um eine Dysfunktion im Cranialen System, ausgelöst durch Entzündungen oder alte Verletzungen. Auch Operationsnarben können den energetischen Fluss blockieren und das Gleiten der Körperfaszien behindern.
Diese Mikrobewegungen werden von den Fingern des Therapeuten aufgenommen und ausgewertet. Bei genügender Erfahrung lassen sich Restriktionen und Organstörungen wahrnehmen und entsprechend behandeln. Ein ausgeglichenes Craniales System weist harmonische und seitengleiche Bewegungen auf.

Thalamus und Visualisation – oder mit den Fingern sehen

Während einer Behandlung ergibt es sich manchmal, dass der Therapeut eine Technik anwendet, man könnte sogar sagen, das Bedürfnis hat, einen besonderen Griff auszuführen, der nicht unbedingt in einen logischen Behandlungsaufbau passt. Es ist auch möglich, dass er während der Behandlung eine Idee des vorliegenden Traumas bekommt, auch wenn es beim Patienten selbst noch im Unterbewusstsein liegt (s. Upledger: Somato Emotionale Praxis in der Craniosacralen Therapie, Haug Verlag, 1999). Für mich lässt es sich folgendermaßen erklären: Der Thalamus des Patienten nimmt mit dem Thalamus des Therapeuten Kontakt auf und vermittelt so die individuelle Störung und vor allen anderen Dingen auch das unbe-

wusste Bedürfnis nach einem ganz besonderen Ausgleich auf einer für uns eigentlich unfassbaren Ebene. Lässt man während einer Behandlung ein solches Abschweifen vom eigentlichen Konzept zu, wird man die Erfahrung einer sehr effizienten Behandlung machen *(Abb. 1)*.
Immer sollte der Therapeut sich die zu bearbeitenden Strukturen bewusst vor Augen führen, d.h. visualisieren. Völlige Präsenz und gutes Einfühlungsvermögen in den Patienten sind nötig. Eine kurze aber konzentrierte Palpation hat in jedem Fall mehr Erfolg, als stundenlange Sitzungen, bei denen der Therapeut gedanklich nicht bei der Sache ist.

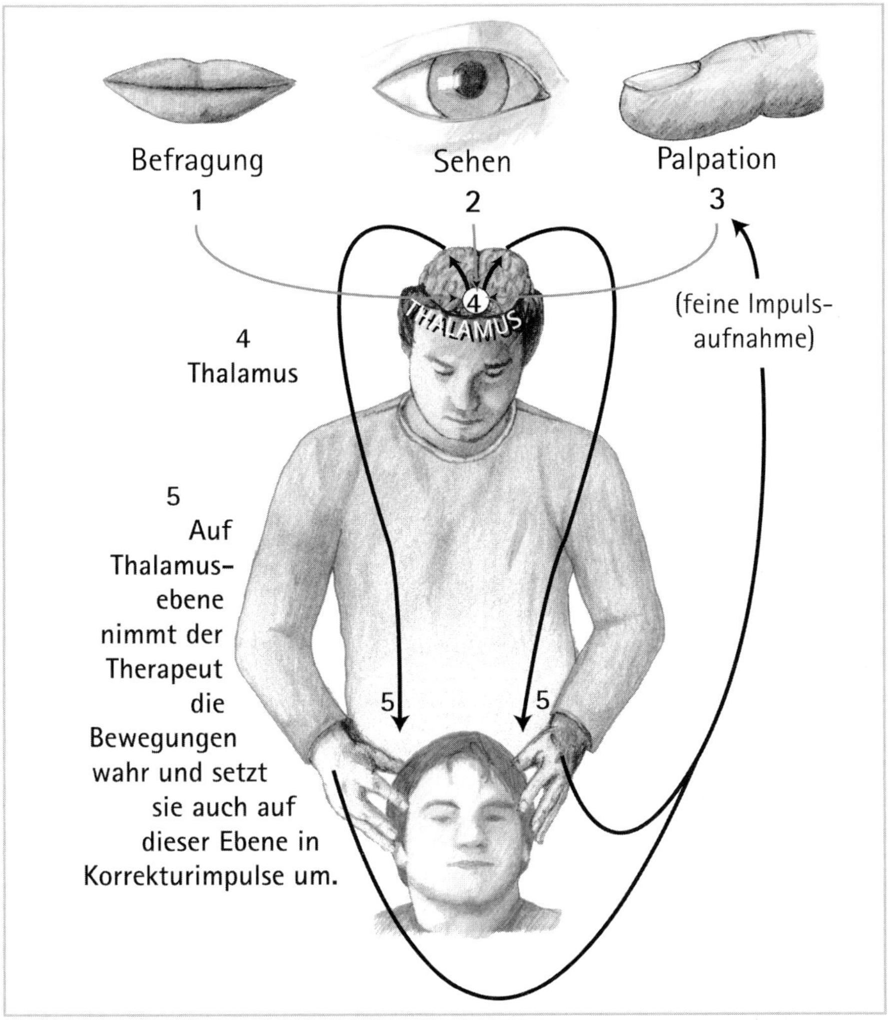

Abb. 1 Schematische Darstellung der Informationsaufnahme über den Thalamus.

Bewegung des Craniosacralen Systems

Aus der Bewegungsrichtung ergeben sich Beugung und Streckung. In der Phase der Flexion verbreitert sich der Schädel und wird während der Extension wieder schmal *(Abb. 2 und 3)*.
Am Kreuzbein zeigt sich die Bewegung als leichte Schaukelbewegung um eine Querachse, die sich in Höhe des 2. Sacralsegments befindet, da hier die feste Verbindung zwischen den Membranen und dem Sacrum ist.
Das Sacrum und das Steißbein bilden funktionell eine Einheit. Bewegt sich die Sacrumspitze nach vorne, stellt das die Flexion dar, nach hinten die Extension *(Abb. 4)*.
Zwischen der Extension und der Flexion gibt es einen Neutralbereich.
Zu einem Zyklus gehören die Flexion, die Extension und am Ende der Neutralbereich.

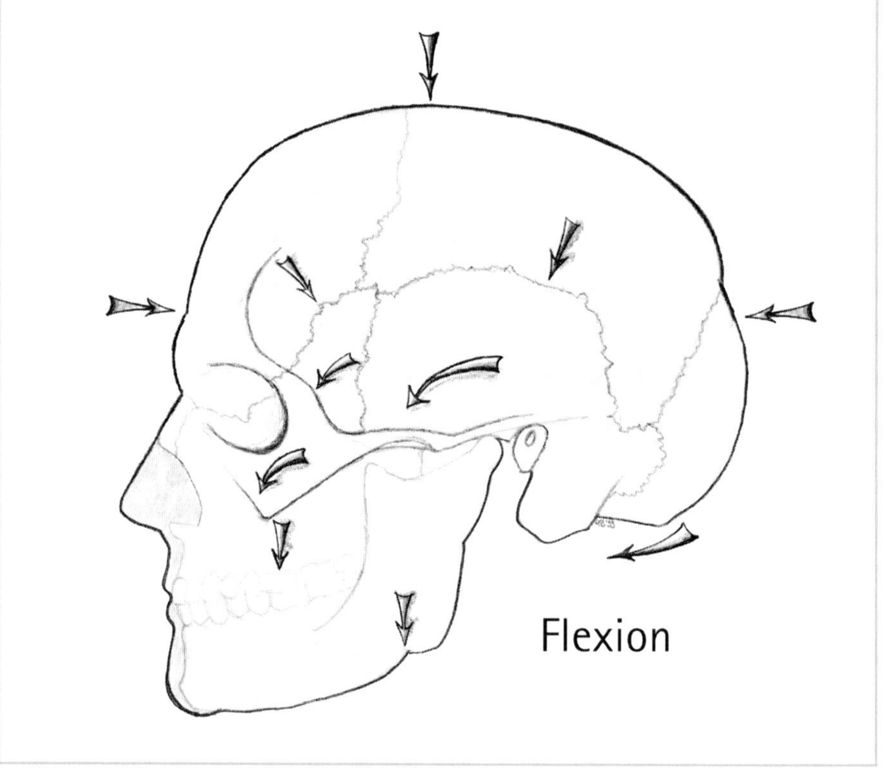

Abb. 2 Die Bewegungsrichtung der Schädelknochen in der Flexion.

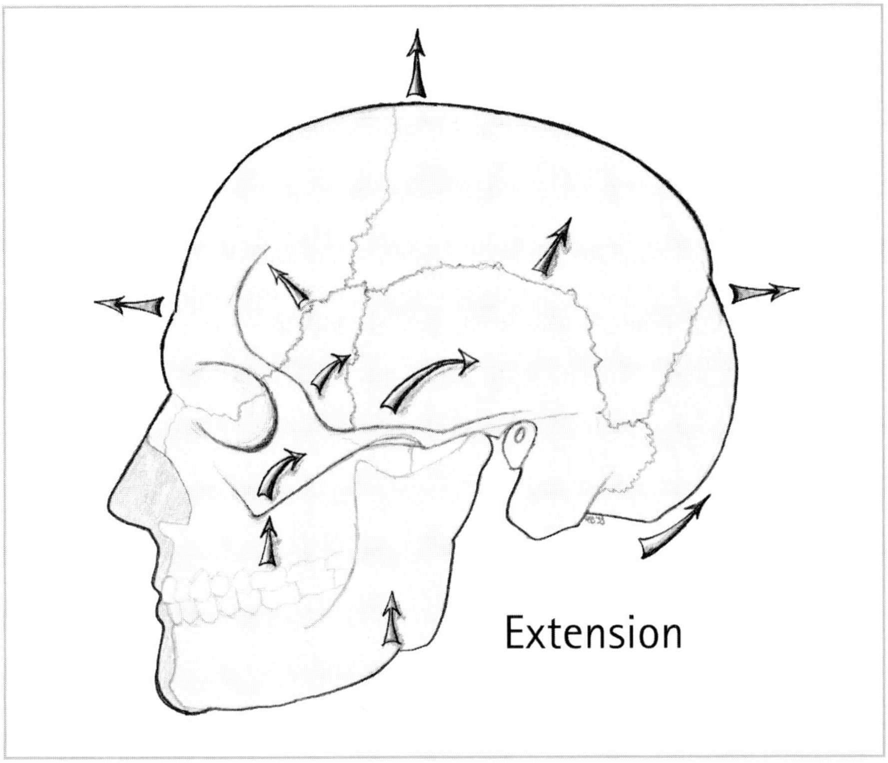

Abb. 3 Die Schädelknochen in der Extension.

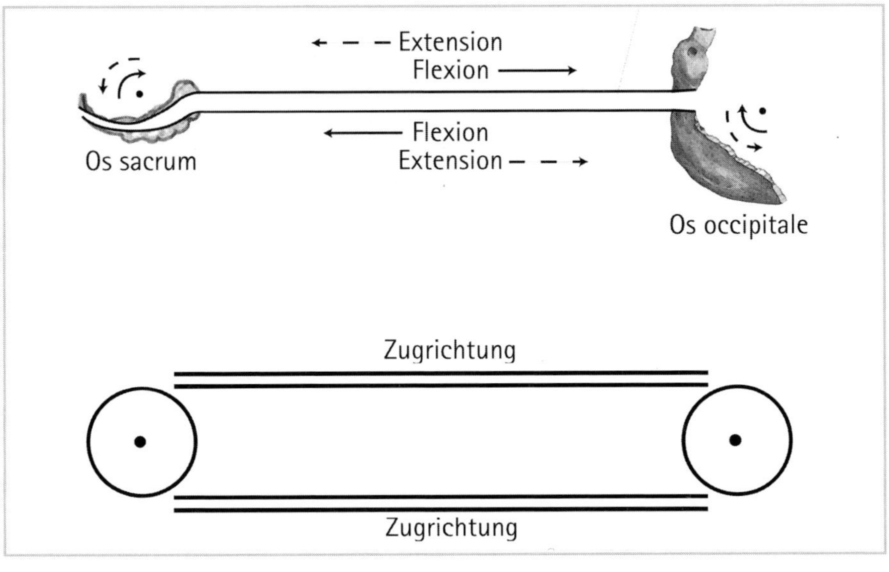

Abb. 4 Bildungsstätte und Abflussweg des Liquor cerebrospinalis.

Das craniosacrale System verfügt über einen eigenen Rhythmus. Die normale Frequenz beträgt zwischen 6 und 12 Zyklen in der Minute. Sie ist nicht abhängig vom Atemrhythmus oder Herzschlag, verändert sich auch nicht bei körperlicher Bewegung.

Spezifische Strukturen des Craniosacralen Systems

Das Craniosacrale System besteht aus folgenden Elementen:
- Meningealmembranen
- deren Befestigungen und knöchernen Strukturen
- bindegewebigen Anteilen
- Liquor
- liquorbildenden, -speichernden und -resorbierenden Strukturen.

Beim craniosacralen System handelt sich um ein hydraulisches System. Seine Grenzen werden durch die Duralmembran, den Flüssigkeitsdruck und den Schädelknochen, als starren Anteilen, mit denen die Duralmembran an vielen Stellen verbunden ist, gebildet.
Das Gehirn gehört ebenfalls zum Craniosacralen System. Die Dura mater umhüllt Gehirn und Rückenmark als äußerste Hülle und besteht aus festem Bindegewebe. Sie bildet senkrechte Falten, die Falces cerebri und cerebelli, durch die die beiden Hirnhemisphären getrennt werden. Die horizontale, bilaterale Falte, das Tentorium cerebelli, trennt das Großhirn vom Kleinhirn. Außerdem enthält die Dura als stärkste Schicht des gesamten Systems den Liquor. Die zarte Arachnoidalhaut wird von der Dura und Pia mater durch subdurale und subarachnoidale Hohlräume getrennt. Sie ist dünn, sehr zart und von Gefäßen durchzogen. Die Hohlräume sind mit Flüssigkeit gefüllt und verleihen den Hirnhäuten eine, in gewissem Maße voneinander unabhängige, Bewegungsfreiheit.
Die innerste Haut, die Pia mater, folgt den Hirnwindungen, versorgt sie mit Blut und schmiegt sich auch an das Rückenmark.
Über die knöchernen Befestigungen werden die auf die Duralmembran wirkenden Zugkräfte an das Bindegewebe außerhalb des Systems geleitet. Umgekehrt kann man über diese Verankerungen Zugkräfte an das Duralmembransystem weiterleiten.
Die Dura bildet eine Schicht des Endost und ist über das Periost mit der Schädelkapsel verbunden. Die Knochen des Schädels passen sich durch Bewegungen der Hydrodynamik und den Zugkräften der Dura an.
Das Rückenmark (Medulla spinalis) bildet die caudale Fortsetzung der Medulla oblongata des Gehirns und weist eine Länge von ca. 46 cm auf. Es beginnt am Oberrand des Atlas und verjüngt sich caudalwärts zum Conus medullaris in Höhe der Unterkante des 1. Lendenwirbels bzw. der

Zwischenwirbelscheiben zwischen den ersten Lumbalwirbeln.
Der Conus medullaris setzt sich im zarten, fadenförmigen Filum terminale bis zur Rückseite des Steißbeins fort.

Die größten Probleme entstehen für den Anfänger, weil er der eigenen Wahrnehmung nicht traut. Unser rationelles Denken steht uns ständig im Weg, was dazu führt, dass man zuerst gar nicht glauben kann, was man zu ertasten in der Lage ist. Die Bewegungen von Knochen und Gewebestrukturen geben uns soviel Auskunft über die Störung des Patienten, wie kaum eine andere Behandlungsmethode. Das soll aber nicht heißen, dass wir den wissenschaftlichen Pfad verlassen und völlig unkritisch werden. Allerdings ist Offenheit des Therapeuten für die eigene Wahrnehmung in jedem Fall ein Gewinn für den Patienten sowie für den Therapeuten selbst.

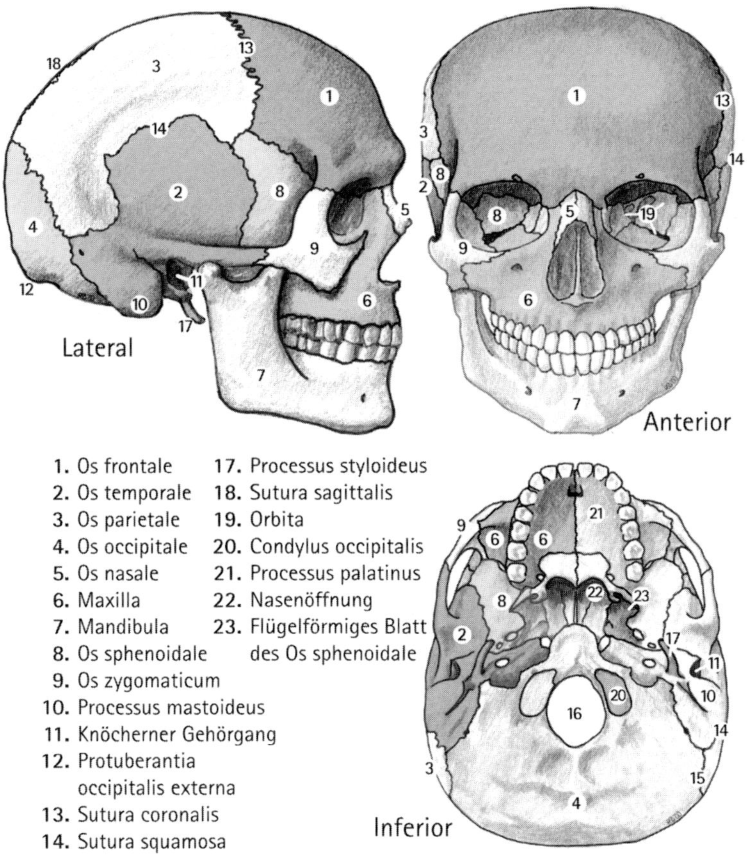

1. Os frontale
2. Os temporale
3. Os parietale
4. Os occipitale
5. Os nasale
6. Maxilla
7. Mandibula
8. Os sphenoidale
9. Os zygomaticum
10. Processus mastoideus
11. Knöcherner Gehörgang
12. Protuberantia occipitalis externa
13. Sutura coronalis
14. Sutura squamosa
15. Sutura lambdoidea
16. Foramen magnum
17. Processus styloideus
18. Sutura sagittalis
19. Orbita
20. Condylus occipitalis
21. Processus palatinus
22. Nasenöffnung
23. Flügelförmiges Blatt des Os sphenoidale

Abb. 4.1 Der Schädel

Ventrikelsystem und Liquorzirkulation

Innerhalb der Hirnsubstanz befinden sich vier miteinander kommunizierende Hohlräume, die Hirnventrikel:

- rechter Seitenventrikel
- linker Seitenventrikel
- dritter Ventrikel
- vierter Ventrikel.

Der rechte und linke Seitenventrikel befindet sich jeweils in der rechten und linken Hirnhemisphäre. Dritter und vierter Ventrikel liegen in der Mittellinie. Die Ventrikel enthalten den Liquor cerebrospinalis. Jeder dieser Ventrikel enthält einen *Plexus choroideus*, in dem der Liquor gebildet wird.

In den Seitenventrikeln dehnen sich bogenförmig die *Plexus choroidei* vom Foramen interventriculare bis zur Spitze des Hinterhorns aus.

Die Hirnventrikel, der zentrale Rückenmarkskanal und die Subarachnoidalräume enthalten *Liquor cerebrospinalis*, der als hydrodynamischer Puffer die von innen und außen auf das Gehirn und das Rückenmark einwirkenden Kräfte aufnimmt und verteilt. Durch die Änderung ihres Volumens regelt die Liquorflüssigkeit außerdem den Rauminhalt des Schädels und des Spinalkanals. Die ständige Bewegung des Liquors bewirkt auch eine Bewegung der Schädelknochen und des Sacrums (primäre Atmung). Da das zentrale Nervensystem keine Lymphgefäße besitzt, übernimmt der Liquor weitgehend jene Aufgaben, die in anderen Geweben vom Lymphsystem erfüllt werden. Er dient außerdem dem Stoffaustausch zwischen Blut und Nervengewebe. Hier liegt auch eine Teilerklärung für die Wirksamkeit der Craniosacralen Osteopathie, die durch gezielte Grifftechnik eine Beschleunigung des Abflusses aus den Ventrikeln bewirken kann *(Abb. 5)*.

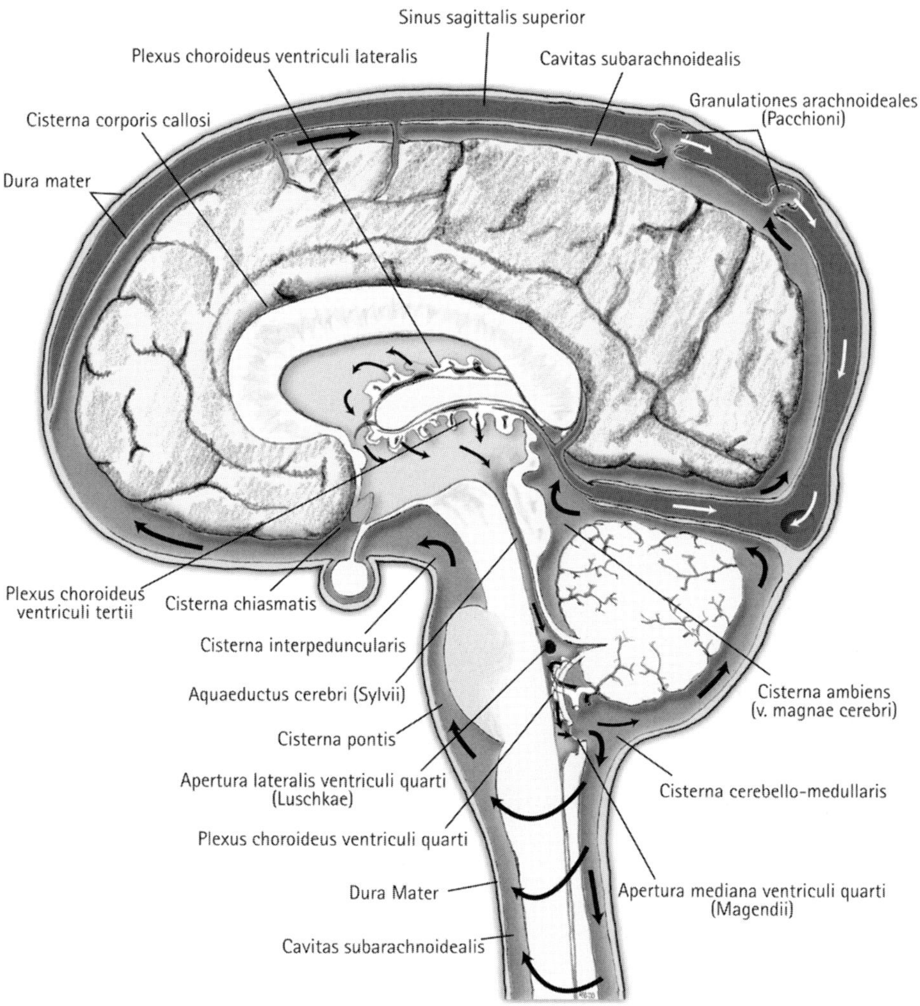

Abb. 5 Bildungsstätte und Abflussweg des Liquor cerebrospinalis.

Bildung und Zirkulation des Liquors

Die Bildung des Liquors erfolgt größtenteils in den Adergeflechten der Plexus choroidei. Ob dies auf dem Wege der Dialyse, der Sekretion oder durch beide Mechanismen geschieht, konnte bis heute nicht völlig geklärt werden. Experimentell wurde mit Hilfe von Radioisotopen nachgewiesen, dass Liquor in geringen Mengen auch im subarachnoidalen Raum und perivasculär gebildet wird.

Ein Neugeborenes besitzt etwa 150 ccm Cerebrospinalflüssigkeit, ein Erwachsener dagegen etwa 430 bis 450 ccm, abhängig von der Körpergröße. Diese Cerebrospinalflüssigkeit wird ständig produziert und resorbiert, so dass etwa alle 6-7 Stunden ein vollständiger Austausch der Flüssigkeit erfolgt.

In den Seitenventrikeln sind die Adergeflechte am mächtigsten, dementsprechend produzieren sie hier den größten Teil des Liquors.

Von den Seitenventrikeln fließt der Liquor durch die Foramina interventricularia (Foramina Monroi) in den dritten Ventrikel, erhält dort Zustrom aus dem Adergeflecht dieser Hirnkammer und gelangt durch den Aquaeductus cerebri (Sylvii) in den 4. Ventrikel, der ebenfalls einen Plexus choroideus besitzt.

Der all diesen Bildungsstätten entstammende Liquor tritt zusammen mit dem eventuell aus dem zentralen Rückenmarkskanal beigesteuerten Anteil aus dem 4. Ventrikel durch die Apertura mediana (Magendii) und die Apertura lateralis (Luschkae) in den subarachanoidalen Raum aus.

Die Rückresorption

Die Rückresorption des Liquors in das Blut erfolgt über Granulationes arachnoidales sowie über die Wände der Kapillargefäße ins ZNS. Ein Teil der in den Liquorscheiden der Hirnnerven und Wurzeltaschen der Spinalnerven enthaltenen Flüssigkeit geht direkt in extradurale Lymphgefäße über.

Bei pathologisch erhöhtem Hirndruck kann der Rückstrom auch über die Plexus choroidei erfolgen.

Intracraniales Membransystem *(Abb. 6)*

Meningen

Die Meningen umhüllen Gehirn und Rückenmark. Die innerste Schicht als Pia mater liegt unter der Arachnoidea. Die äußerste Schicht wird durch die Dura mater gebildet. Diese hat Kontaktstellen an der Schädelkalotte und im Wirbelkanal.

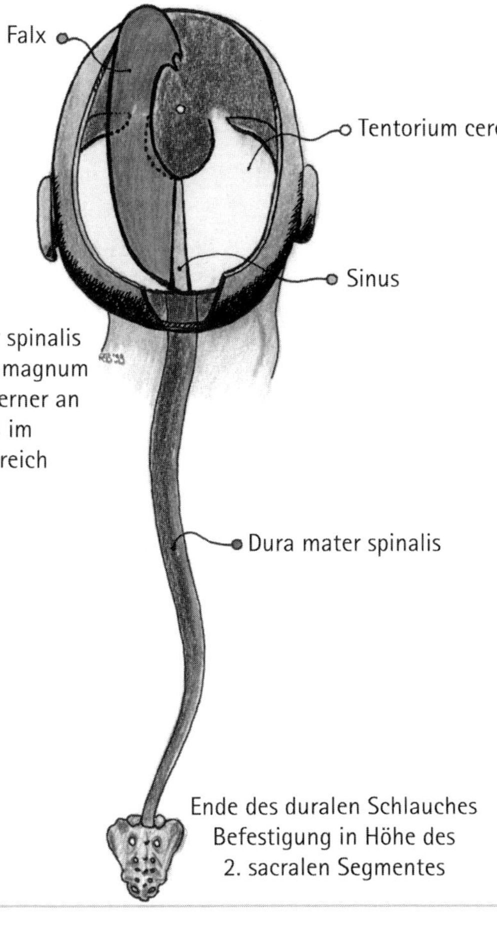

Abb. 6 Darstellung der Falx cerebri, des Tentorium cerebelli sowie des Verlaufs der Dura mater spinalis bis zu ihrem Ende am 2. Kreuzbeinsegment.

Pia mater

Als innerste Schicht umhüllt sie die Gehirnwindungen, ohne direkt mit ihnen verwachsen zu sein. Sie führt die Gefäße mit sich, die für die Blutversorgung des Gehirns sorgen. Als bindegewebige Schicht mit vielen elastischen Fasern bildet sie außerdem die Plexus choroidei.
Diese Plexus stülpen sich zottenartig in die Ventrikel und bilden den Liquor cerebrospinalis.

Arachnoidea

Sie besteht aus zwei Blättern. Das innere Blatt besteht aus vielen Trabekeln. Das äußere Blatt schmiegt sich an die Dura mater, ohne mit dieser verwachsen zu sein. Zwischen dem äußeren Blatt und der Dura mater befindet sich der Subduralraum. Hierbei handelt es sich um einen dünnen Spalt, durch den Venen und Nerven verlaufen.
Ein weiterer Spalt befindet sich zwischen der Arachnoidea und der Pia mater. Dieser Spalt enthält Liquor und bildet die äußeren Liquorräume. Die beiden Häute sind durch Trabekel und Septen miteinander verbunden. In den in der Schädelbasis liegenden Zisternen befindet sich auch Liquor. Diese Zisternen werden durch den an manchen Stellen größeren Abstand zwischen Arachnoidea und Pia mater gebildet.
Weitere Zotten der Arachnoidea ragen in das venöse System im Schädelinneren, z. B. in den Sinus sagittalis. Über diese Zotten wird der Liquor in das venöse System geleitet.
Die Arachnoidea bildet das Perineurium der Nerven, die aus dem Schädel austreten.

Dura mater

Die Dura mater besteht aus dickem, festem Bindegewebe mit einem hohen Anteil an kollagenen Fasern, was sie undurchlässig für den Liquor macht. Sie besteht aus zwei Blättern, der Dura periostale, die dem Schädel anliegt, und der Dura meningeale. Bei Säuglingen dient sie dem Schutz des Gehirns, da die Schädelknochen noch relativ weit voneinander entfernt sind. Sie ist bei Kindern noch mit den Schädelnähten verwachsen. Bei Erwachsenen ist sie in der Regel leicht von den Schädelknochen löslich und nur an einigen Stellen mit ihnen verwachsen. Die größten Anheftungen befinden sich an der Schädelbasis und an den einzelnen Foramina. Diese Foramina werden durch die Dura mater allerdings gut ausgekleidet. An manchen Stellen entstehen Hohlräume durch einen vergrößerten Epiduralraum. Dort befinden sich die venösen Abflüsse aus dem Schädelin-

neren. Die Dura meningeale der linken und rechten Seite bildet eine Duplikatur und verläuft als starkes Septum zwischen dem Groß- und Kleinhirn als Tentorium cerebelli und zwischen den beiden Hirnhälften als Falx cerebri und Falx cerebelli.
Die Dura meningeale setzt sich im Epineurium der aus den Foramina austretenden Nerven fort. Sie überzieht den N. opticus und ist mit dem Sehnenring der 4 geraden Augenmuskeln fest verbunden. Dieses innere Blatt der Dura mater zieht bis in die Sklera des Augapfels.

Tonusveränderungen der Augenmuskeln und Spannungsveränderungen der Dura beeinflussen sich und unterhalten sich gegenseitig.

Die Dura verbindet die Ossa parietalia. Sie haftet am Foramen magnum fest an und zieht durch dieses hindurch über das Rückenmark mit Befestigungsstellen an C2/C3 und S2.
Die Fasern der Dura mater und dementsprechend der Falx cerebri und des Tentoriums cerebelli sind in ihrer Ausrichtung von den auf sie einwirkenden Spannungen abhängig.
Gerade die während der Geburt einwirkenden Traumen prägen diese Fasern. Die Folgen kann man auch später noch beim Kleinkind feststellen. Das verdeutlicht die Schwere der sogenannten leichten Geburtstraumen.
Da alle Strukturen von einander abhängig sind, kann eine Fehlstellung des Os sphenoidale eine Störung im Os ilium zur Folge haben. Der Körper ist immer bemüht, Fehlstellungen gegenzuregulieren. Bei den meisten Säuglingsskoliosen findet man auch immer eine entsprechende Asymmetrie des Schädels vor. Dies begründet sich in einer Restriktion der Sphenobasilar-Synchondrose mit einer daraus resultierenden Torsion des Sphenoids und verursacht eine Anpassung des Occiputs sowie von Atlas/Axis, den Strukturen also, an denen die Dura mater noch fest verankert ist. *Diese ständige Fehlinformation vom Sphenoid könnte die Erklärung dafür sein, warum trotz intensiver therapeutischer Bemühungen bei der Behandlung der Säuglings- und idiopathischen Skoliosen die Ergebnisse bescheiden sind.*

Tentorium cerebelli

Es bildet an den Ossa parietalia den Sinus sagittalis und den Sinus sagittalis inferior.
Durch das Tentorium cerebelli werden das Groß- und Kleinhirn voneinander getrennt. Oberhalb des Tentoriums befinden sich die subcorticalen Kerngebiete und der Thalamus.
Es beginnt am Sinus rectus und ist mit diesem verbunden. Posterior ist es an der Protuberantia occipitalis interna und an den Seiten an den Quer-

leisten des Os occipitale befestigt und bildet dort den Sinus transversus. Es führt beidseitig lateral der Sinus über die Sutura parietomastoidea. Es ist zum Teil im oberen Bereich mit dem unteren hinteren Winkel des Os parietale verbunden. Seine untere Befestigung befindet sich am Warzenfortsatz des Os temporale. Seine Ansatzstellen verlaufen dann weiter den Warzenfortsatz und an der Margo superior partis petrosae entlang. Dort bildet es den Sinus petrosus superior *(Abb. 7)*.
Der untere Teil des Tentoriums ist ventral-lateral an den Processus clinoidei dorsales des Sphenoids befestigt. Die medialen Anteile ziehen nach anterior und sind an den Processus clinoidei des Os sphenoidale an dessen kleinen Flügeln befestigt. An der Kreuzung zwischen inneren und äußeren Tentoriumschenkeln liegt der N. trochlearis. Durch eine weite Öffnung der inneren Schenkel tritt der Hirnstamm. Die obere Anheftung des Tentoriums wird durch horizontale Fasern der Falx cerebri unterstützt. *Bei Spannungen im Tentorium kommt es zu Irritationen des N. trochlearis.*

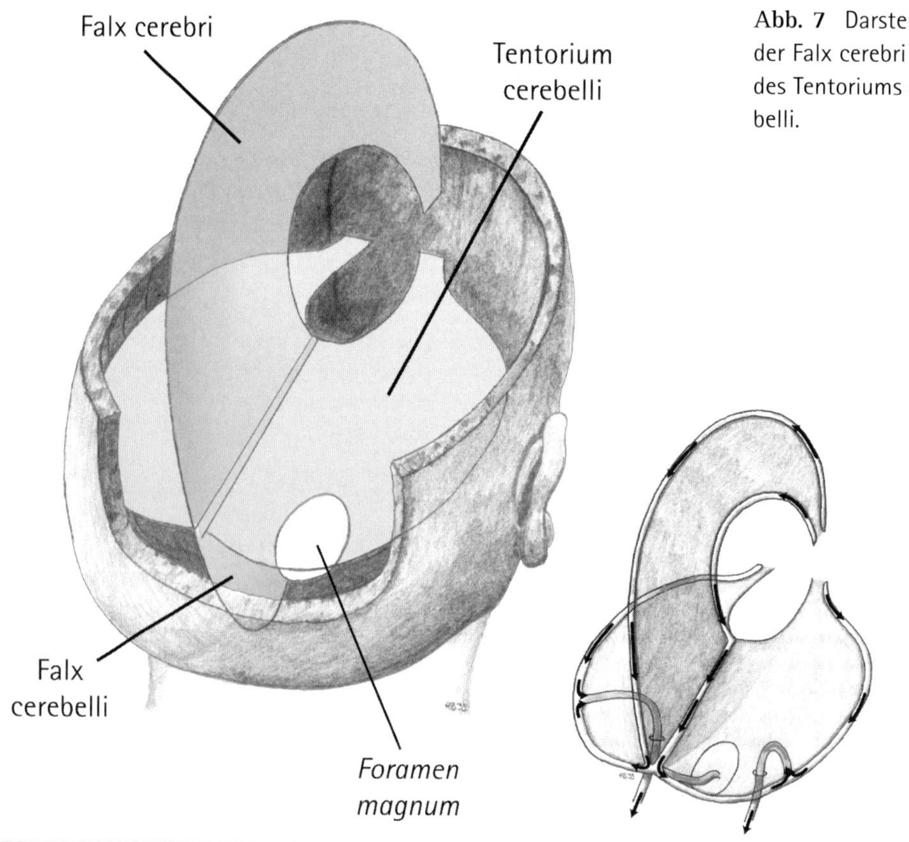

Abb. 7 Darstellung der Falx cerebri und des Tentoriums cerebelli.

Falx cerebri

Durch die Falx cerebri werden die beiden Großhirnhemisphären voneinander getrennt. Sie ist vorne an der Crista galli des Os ethmoidale befestigt. Im weiteren Verlauf liegt das Foramen caecum, die Crista frontalis und der Rand des Sulcus sinus sagittalis superior des Os frontale. Dann verläuft die Falx cerebri über die Crista parietalis und den Sulcus sagittalis des Os occipitalis bis zur Protuberantia occipitalis interna des Os occipitale. Dort wird der Sinus rectus gebildet, und die beiden Septen der Falx cerebri trennen sich zum Tentorium cerebelli *(s. Abb. 7)*.

Falx cerebelli

Die Falx cerebelli teilt die beiden Kleinhirnhemisphären und setzt an der Unterseite des Tentoriums an. Sie verläuft von der Protuberantia occipitalis interna entlang der Crista occipitalis bis zum Foramen magnum. Sie bildet dort einen Faserring und zieht durch das Foramen als Dura mater spinalis zum Rückenmark.

Diaphragma selli

Als kleines horizontales Diaphragma liegt es über der Sella turcica und ist an ihren Seitenrändern befestigt. Lateral verschmilzt es mit der Dura mater, die die Hypophyse umhüllt und sie an der Sella turcica befestigt. Über das Tentorium ist auch eine Verbindung zum Os sphenoidale gegeben. Am Hiatus diaphragmaticus ist die Durchtrittsstelle für den Hypophysenstiel.
Ein Teil des vorderen Duragürtels bildet am hinteren Rand der Ala minor eine Duplikatur. Diese zieht zum Os parietale und enthält den Sinus sphenoparietalis.

Membranen des Schädels und der Blutkreislauf

Das intracraniale venöse System unterscheidet sich von dem venösen System des Körpers dadurch, dass es in seinem Verlauf das Membransystem zum größten Teil begleitet.
Als eine Art Kanal besitzen die venösen Gefäße des intracranialen Bereichs keine Klappen und nicht den sonst typischen Gefäßwandaufbau. Dadurch entfällt der Muskeltonus und somit die sogenannte Muskelpumpe. Die cranialen venösen Gefäße sind in die Schichten der Dura mater integriert. Die Hauptabflussvene aus dem Schädel ist die V. jugularis. Ihr Abfluss erfolgt über das Foramen jugulare.

Venöse Versorgung durch das Foramen jugulare *(Abb. 8)*

Die Mündung der venösen Gefäße verläuft fast im rechten Winkel. Das bedeutet, dass der Blutfluss entgegengesetzt verläuft. Hier entstehen oft Turbulenzen (Beobachtungen eines Radiologieprofessors bei Punktionen der V. jugularis).
Fast das gesamte venöse Blutvolumen des Gehirns wird durch die Öffnung des Foramen jugulare abtransportiert. Das Foramen jugulare wird durch das Os occipitale und Os temporale gebildet. Hier haben wir die Erklärung dafür, dass bei Suturenrestriktionen durch die beiden Knochen eine Beeinträchtigung des venösen Rücktransportes folgt. *(Der Craniosacral-Therapeut sollte die Wirkung der Schwerkraft auf das craniale System beim aufrechten und liegenden Patienten immer vor Augen haben, da durch den Schwerkrafteinfluss der gesamte craniale Rhythmus beeinflusst wird.)*
Jede Läsion im duralen System kann zur Lumenminderung der Sinus führen. Das hat eine negative Wirkung auf den venösen Abfluss. *(Ich verzichte hier darauf, den Verlauf der Sinus genauer zu beschreiben und verweise auf die Graphik Abb. 5, die das gut darstellt.)*
Bei Stauungszuständen im Kopfbereich kann manuelle Lymphdrainage parallel zur Craniosacralen Therapie appliziert werden.

Lymphsystem

Die Drainage des Lymphsystems im Kopfbereich ist von großer Bedeutung, da die physiologischen Abläufe im Bereich des Kopfes günstig beeinflusst werden und eine direkte Entstauung für das venöse System zur Folge haben. Auch die Stoffwechselvorgänge im Kopfbereich werden günstig beeinflusst, s. Kapitel über Manuelle Lymphdrainage.

Extracraniales Membransystem

Es besteht aus der Pia mater spinalis, der Arachnoidea spinalis und der Dura mater spinalis.
In der Pia mater spinalis verlaufen Gefäße und Nerven. Beidseitig ziehen die Ligamenta denticulata zur Befestigung des Rückenmarks und Trennung der beiden Spinalwurzeln zur Dura mater spinalis. Das Membransystem verläuft weiter im Filum terminale bis zum Os coccygis.
Die Arachnoidea sorgt dafür, dass die Spinalwurzeln mit Liquor umspült werden und folgt den Nerven in die Foramina intervertebralia. Dort umhüllt sie das Spinalganglion und setzt sich im Perineurium der Spinalnerven fort.
Die Dura mater spinalis ist fest am Foramen magnum befestigt und ferner an C2 und C3 im dorsalen Bereich. Eine weitere Befestigung findet sich

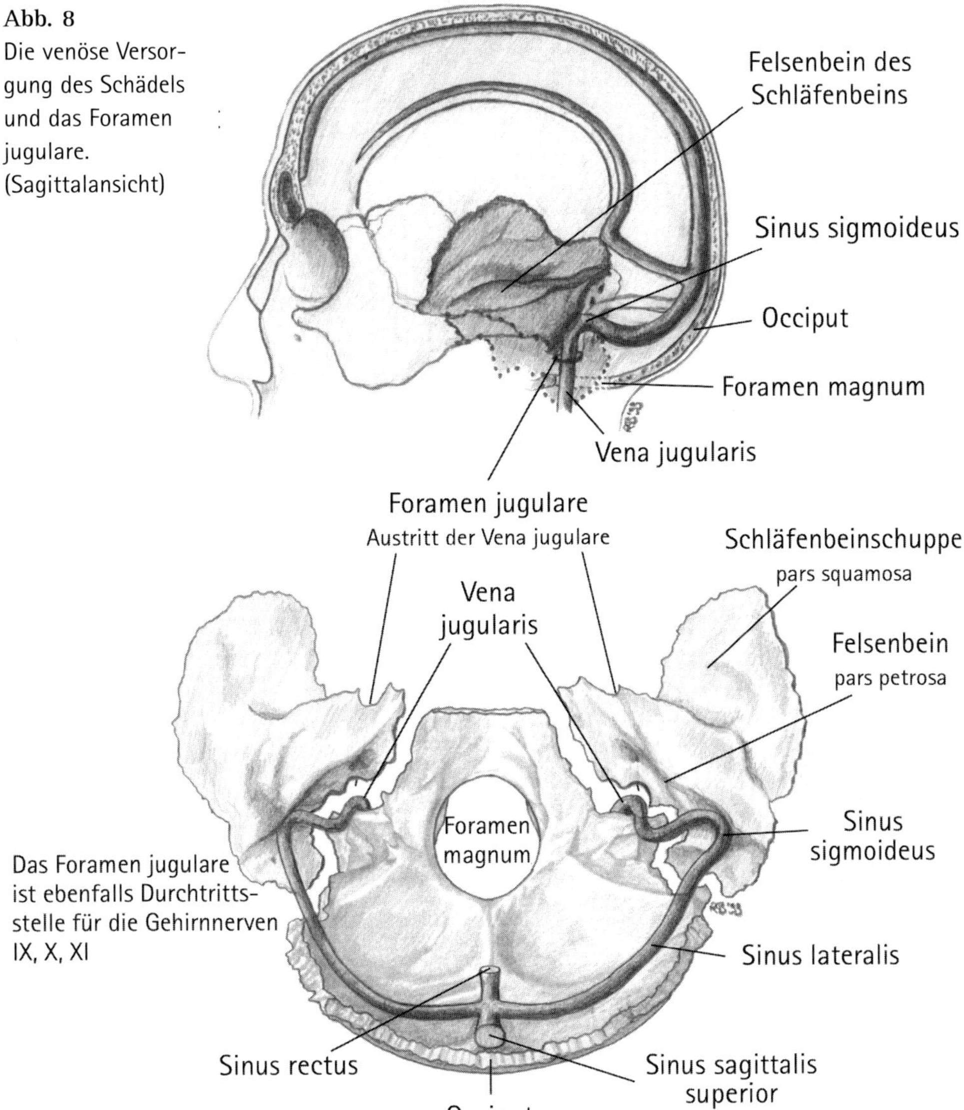

Abb. 8
Die venöse Versorgung des Schädels und das Foramen jugulare. (Sagittalansicht)

dorsal von S2. Das Filum terminale ist eng von der Dura mater umschlossen, tritt aus dem Hiatus sacralis und schließt sich dorsal des Os coccygis an das Periost an.

Die Dura mater spinalis ist außerhalb ihrer Befestigungen relativ frei beweglich und vom knöchernen Rückenmarkskanal durch den Epiduralspalt getrennt. *Dadurch ist die Bewegungsübertragung vom Cranium auf das Sacrum möglich.*

Schädelnähte

Erst durch die Suturen wird eine Schädelbeweglichkeit möglich, wie sie z. B. bei der Geburt zur Umfangverminderung des Kopfes durch Überlappung der Schädelknochen nötig wird. Desweiteren dienen die Suturen dem Zusammenhalt der Schädelknochen und der physiologischen Bewegung des Schädels. Sie bieten Schutz und Widerstand gegen äußere mechanische Einflüsse. Außerdem ist erst durch die Suturen das Wachstum des Schädels möglich. Wären die Suturen nicht vorhanden, könnte sich auch das Gehirn nicht richtig entwickeln.
Cerebrale Störungen findet man auch bei vorzeitiger Verknöcherung der Suturen.

Aufbau der Suturen *(Abb. 9)*

Eine Sutur wird an der Schädeloberfläche und an der Schädelinnenseite von einer bindegewebigen Periostschicht überbrückt. Die Sharpey-Fasern, die Bündel von kollagenen Fasern sind, überbrücken die Naht und dringen begleitet von Nervenfasern und einer Arteriole pro Bündel in die Knochenkanälchen des gegenüberliegenden Schädelknochens ein. Durch diese kollagenen Bündel ist ein fester und doch beweglicher Zusammenhalt der Knochennähte gewährleistet. Die Bündel werden außerdem von elastischem Bindegewebe überkreuzt.
Eine innere bindegewebige Periostlage zieht von der Schädelinnen- und - außenseite in das Innere der Sutur und bildet fibröse Kapseln der Ränder. Der Zwischenraum zwischen den beiden Kapseln ist mit retikulärem Bindegewebe gefüllt, was feine Bewegungen der Schädelknochen gegeneinander ermöglicht.
Die höchste Mobilität des intrasuturalen Gewebes besteht bis zum 6. Lebensjahr. Bis zu diesem Zeitpunkt sorgen noch die intracranialen Membranen für die nötige Stabilität des Schädels.
Um so wichtiger ist es, dass sich in diesem Zeitraum keine Restriktionen aufbauen und manifestieren. Unter physiologischen Umständen kommt es erst im hohen Alter im suturalen Gewebe zu Ablagerungen, so dass dann eine relative Unbeweglichkeit bzw. Starrheit die Folge ist. Der Schädel verliert seine Flexibilität.

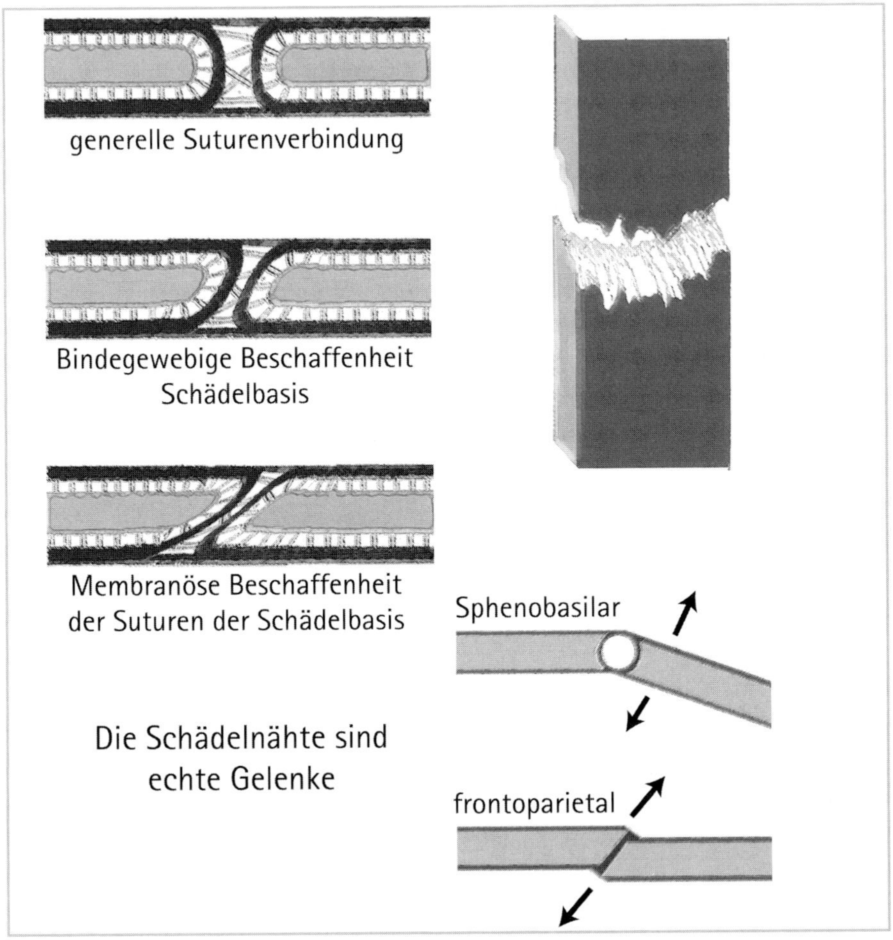

Abb. 9: Schematische Darstellung der Veränderung einer Sutur während der Knochenbewegung.

Suturale Kompressionen

Sie sind aufgrund der Kompression der intrasuturalen Blutgefäße und Nervenfasern die Ursache für eine Ischämie in der Sutur und Schmerz an den Nervenfasern.
Es wurde festgestellt, dass eine suturale Funktionsstörung starke Störungen im zentralen Nervensystem mit daraus resultierenden Verhaltens- und Emotionsstörungen mit sich bringt.
Die Craniosacrale Osteopathie kann über die Veränderung des vasomotorischen Tonus und die Herabsetzung des Schmerzempfindens im venösen Teil des zerebralen Gefäßsystems für eine Dekompression der Suturen sorgen.

Beispielsweise kann eine Restriktion der Sutura temporo-occipitalis der Schädelbasis zu einer massiven Störung im Bereich des Foramen jugulare führen. Dies hätte zur Folge, dass der intracraniale venöse Abfluss gestört würde, und es zur Bildung von Turbulenzen in den Venae jugulares käme. Das ist für mich eine der Erklärungen dafür, dass manche Herzsensationen, die für den Patienten sehr bedrohlich erscheinen, durch die Craniosacrale Osteopathie behoben werden können, da ich die Turbulenzen in den Venae jugulares für diese Art der Herzbeschwerden verantwortlich mache. Die Ohrzug-Technik eignet sich besonders für den Ausgleich cardialer Sensationen (s. auch Ohrzugtechnik in Seitenlage u. Ganglion pterygopalatinum-Technik).

Suturentypen

- *Synchondrose*

Hier handelt es sich um eine knorpelige Verbindung zwischen zwei Knochen.
Wichtigstes Beispiel: Synchondrosis sphenobasilaris.

- *Syndesmose*

Knochennahtverbindung.

- *Sutura squamosa*

Hier überlagern sich die Knochenkanten schuppenartig und implizieren schon dadurch die gleitende, scherenförmige Bewegung, mit der diese suturalen Flächen übereinander gleiten.

- *Sutura serrata*

Es handelt sich um eine gezahnte Naht. An den größten Zacken finden auch das meiste Wachstum und die größte Bewegung statt. Durch die Form der Naht ist auch eine minimale Drehbewegung möglich. Als Beispiel dient hier die Sutura sagittalis.

- *Sutura lumbosa*

Stellt dadurch, dass sich die Knochen verzahnen und überlappen, die Gelenkflächen in eine besondere Verbindung, z.B. Sutura coronalis.
Wichtig für die Geburt. Hier finden wir viele Restriktionen u. Verdickungen (Epikanthus).

- *Sutura plana*

Eine glatte Nahtstrukur, die eine gleitende und spreizende Bewegung ermöglicht.
Beispiel ist die Sutura nasomaxillaris.

- *Syndesmose als eigene Bezeichnung*

Stellt eine ligamentäre Gelenkverbindung dar. Beispiel ist die Sutura sphenopetrosa.

- *Gomphosis*

Eine Verbindung, in der die Knochenenden der einen Seite in Taschen der anderen Seite befestigt sind. Beispiel ist die Zahnfixation in Alveolarfortsätzen.

Behandlung der Suturen

Lösen der Sutura lamboidea rechts und parietotemporalis

LAGERUNG

- Patient liegt in Seitenlage.
- Therapeut steht am Kopfende des Patienten.

AUSFÜHRUNG

Die rechte Hand des Therapeuten umfasst das Os occipitale. Der Daumen überbrückt die Sutura lamboidea und nimmt Kontakt mit dem Mastoid auf *(Abb. 10)*.

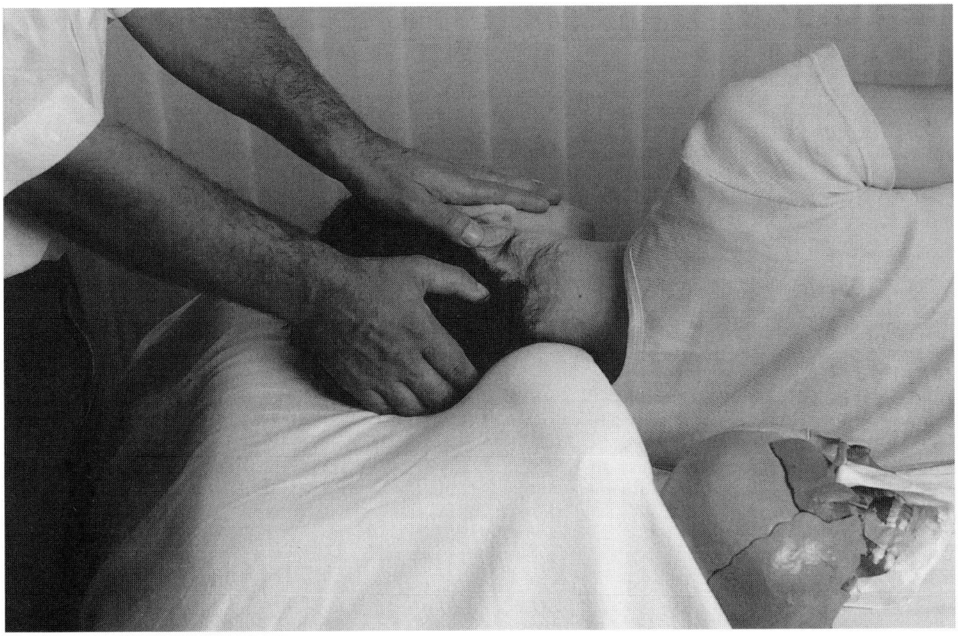

Abb. 10 Technik zur Dekompression der Sutura lamboidea und parietotemporalis rechts.

Die linke Hand liegt auf dem Os parietale. Der Daumen liegt hinter dem Ohr auf dem Mastoid. Die Finger D2-D5 erstrecken sich bis zum Kiefer. Die rechte Hand öffnet die Sutura über eine dorso-caudale Bewegung, die linke Hand arbeitet mehr nach cranio-ventral.
Eine Öffnung der Sutura temporo-occipitalis geschieht über die Bewegung des rechten Daumens gegen die Finger D2-D5 der rechten Hand.

Bei dieser Technik kommt es zur Entspannung des Tentorium cerebelli, zur Entlastung der Schädelbasis und des Foramen jugulare sowie zu einer Druckentlastung des Temporo-Mandibular-Gelenks.

Dekompression der Sutura sagittalis

LAGERUNG

- Patient liegt in Rückenlage.
- Therapeut sitzt am Kopfende des Patienten.

AUSFÜHRUNG

Die Finger D3 beider Hände werden ca. 1 cm über der höchsten Stelle der Ohren angesetzt *(Abb. 11)*. In der gleichen Ebene, ca. 1 cm von der Sutura sagittalis nach lateral versetzt, haben die Finger D1 beider Hände Kontakt. Die beiden Daumen liegen jeweils auf dem gegenüberliegenden Os parietale und überkreuzen sich so.
Die Finger D2 und D4 können locker neben D3 platziert werden.

MOBIMIENTO

Es kommt zu einer gezielten Dekompression der Sutura sagittalis.

WIRKUNG

Entspannung der Falx cerebri, deshalb günstige Beeinflussung von Knochennahtsynostosen und Epikanthus.
Zur Erhaltung der Elastizität der Schädelnähte.

Auch hier den Griff sehr behutsam zurücknehmen. Kann Migräneanfälle verschlimmern. Möglichst nicht während eines Anfalls durchführen. Viele Patienten empfinden diese Technik als sehr bedrohlich. Dann sofort aufhören und einen Ausgleichsgriff einsetzen.

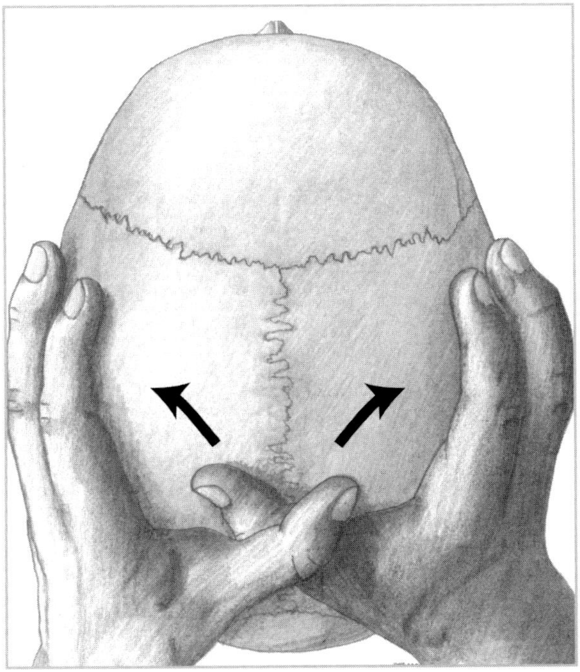

11a

11b

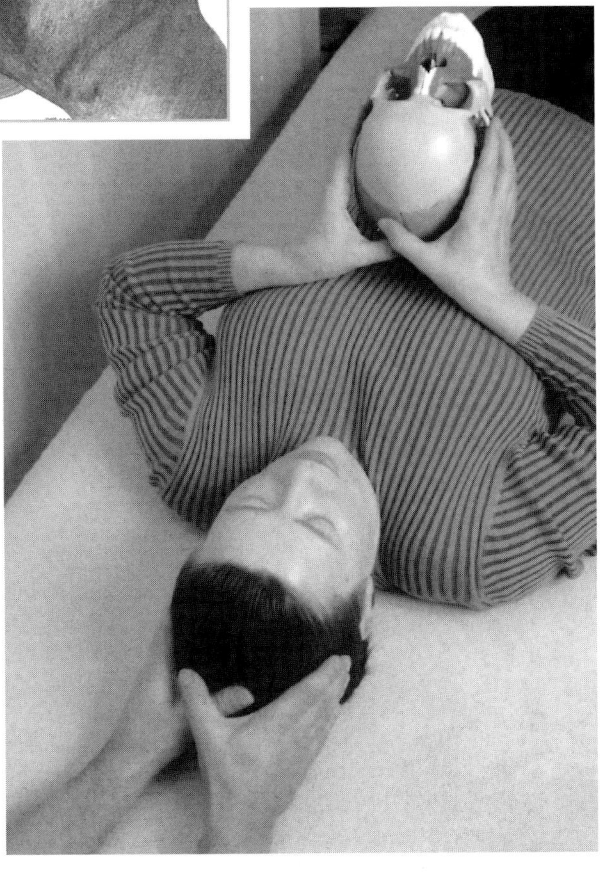

Abb. 11a und b
Technik und schematische Darstellung der Dekompression der Sutura sagittalis.

Geburtstraumatische Prozesse aus Sicht der Craniosacralen Osteopathie

Die Geburt als Auseinandersetzung zwischen mütterlichem Becken und kindlichem Schädel ist in ihrer »Dramaturgie« schon während des physiologischen Ablaufs beispiellos in der Natur.

Während der Geburtswehen kommt es nach dem Blasensprung zur Bildung der Kopfgeschwulst *(Caput succedaneum)*. Das Kind nimmt durch die zirkuläre Schnürwirkung des Uterus eine Zylinderform an und wird so zur »Fruchtwalze«. Durch die stoßartigen Wehen von oben und den Widerstand des Beckenbodens erfährt die Fruchtwalze eine Stauchung und Kompression.

Der Kopf wird mit seinem in der Pfeilnaht angedeuteten sagittalen Durchmesser so in den querovalen Beckeneingang gelegt, dass der einwirkende Wehendruck den Schädel auf die Brust beugt, also zu einer Flexion führt *(Abb. 12)*.

Es kommt so zu einer exzentrischen Kopf-Hals- und Wirbelsäulen-Schädelbasisverbindung.

Unter fortgesetztem Wehendruck und der Kompressionsschnürung kommt der Kopf durch die etwas rund gestaltete mittlere Beckenetage in den sagittal längsovalen Beckenausgang. Dies vollzieht sich mit einer schraubenartigen Bewegung durch das gewindeartige Becken.

Mit diesem Bewegungsmuster wird der Kopf in den Beckenausgang gepresst.

Nach der Drehung geht der Kopf in die Deflexionshaltung. Der übrige Körper gerät jetzt unter die Schnürwirkung. Jetzt werden die Arme übereinander gekreuzt und an die Brust gedrückt. Sie werden mit den Schultern bis an den Kopf gezogen. Dadurch ist die Querschnittsdifferenz zwischen Kopf, Hals und Schultern ausgeglichen. Die Beine werden während des Vorrückens des Kindes gestreckt, und die Fruchtwalze kann den Geburtsweg passieren.

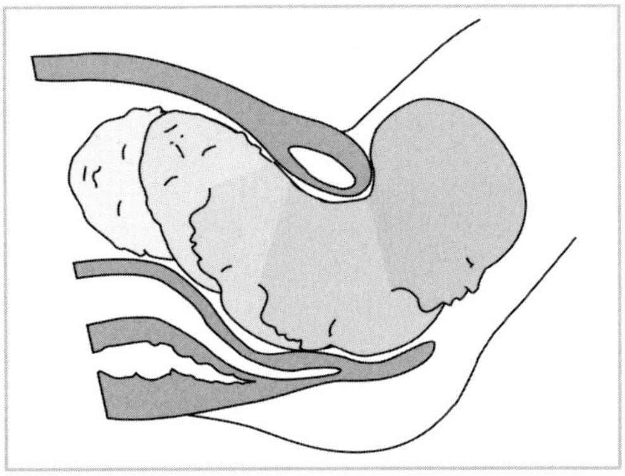

Abb. 12 Phasen der Kopfdrehung während des Austritts aus dem Geburtskanal.

Weibliches Becken

Im Laufe der Evolution ist es zu einer Diskrepanz in der Entwicklung des weiblichen Beckens gegenüber dem menschlichen Schädel gekommen. Die Beckendurchmesser sind heute noch genauso gross wie vor Jahrmillionen, wie man anhand von Ausgrabungen herausfand. Der Schädel hat allerdings um einiges an Umfang zugenommen. Auch waren die Knochen wulstiger, so dass sie eine stärkere Schutzwirkung vor mechanischen Verletzungen ausüben konnten. Im Gegensatz zum weiblichen Becken ist der im inneren Durchmesser weitere Geburtskanal der Schimpansin für den Schimpansenfetus problemlos zu passieren *(Abb. 13 bis 16a-b).*

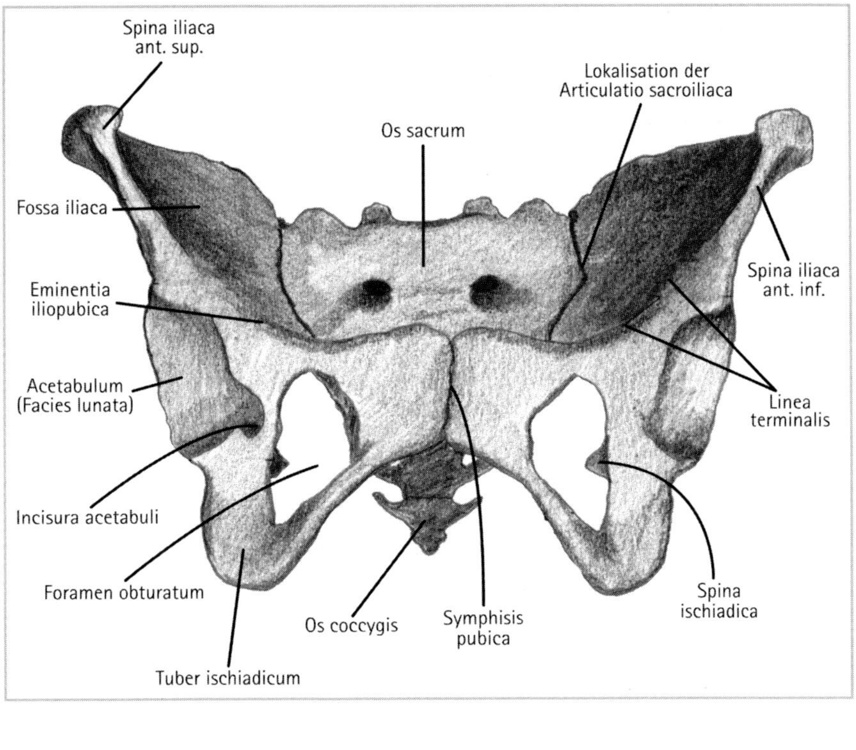

Abb. 13 Strukturen des weiblichen Beckens von ventral.

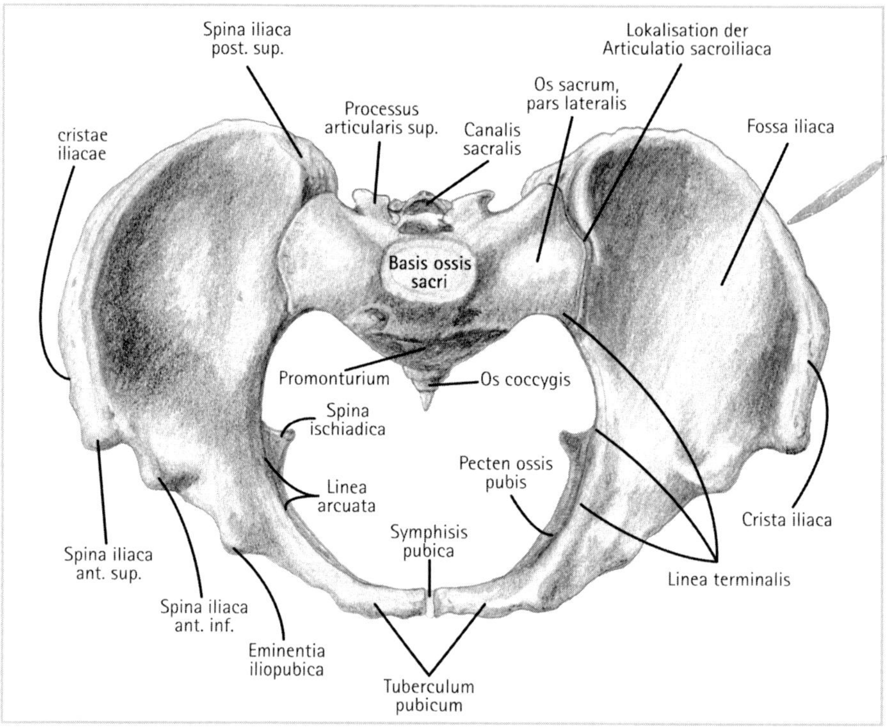

Abb. 14 Strukturen des weiblichen Beckens von cranial.

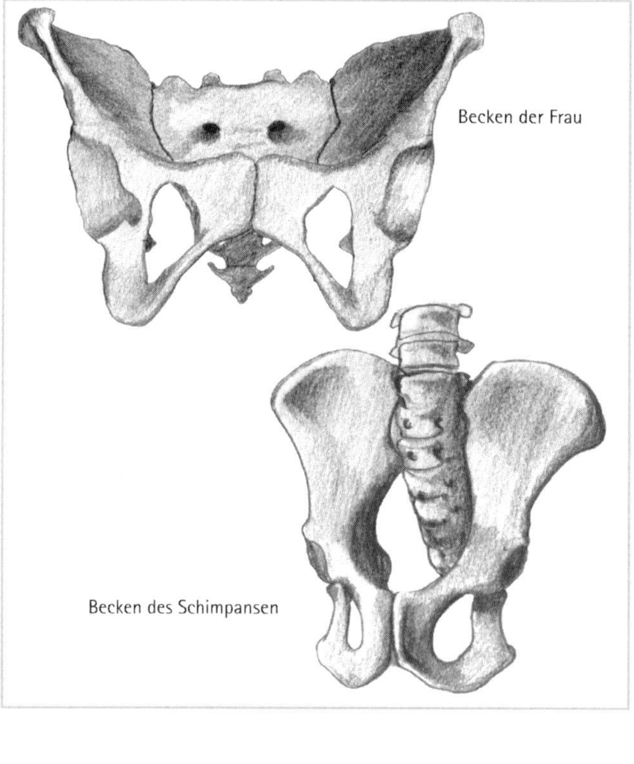

Abb. 15 Das Becken einer Frau und eines weiblichen Schimpansen im Vergleich.

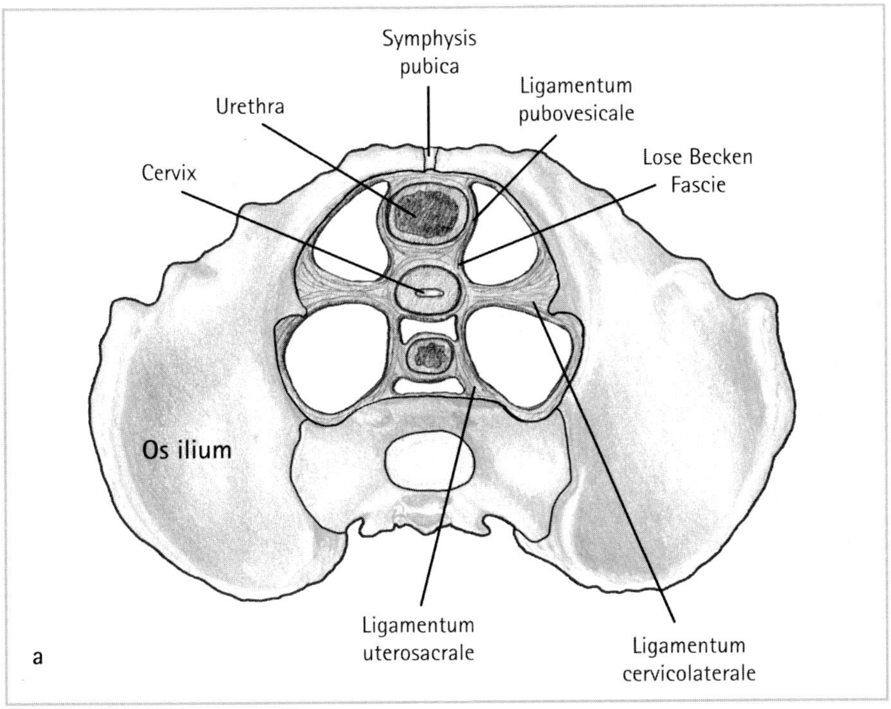

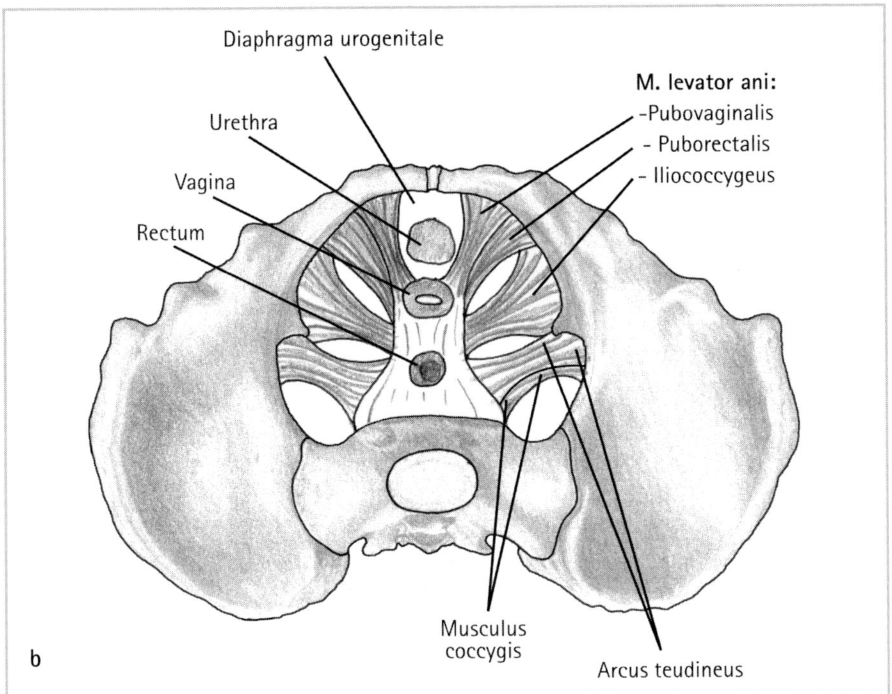

Abb. 16 a und b Strukturen des weiblichen Beckens.

»Physiologisches Geburtstrauma«

Am Schädel des menschlichen Fetus kommt es wie oben beschrieben zu einer Formveränderung während der Passage durch den Geburtskanal. Die Schädelnähte überlappen sich, was zu einer Kopfverkleinerung führt, damit der relativ große kindliche Kopf durch den knieförmig gebogenen und zum Ausgang enger werdenden Geburtskanal unter Drehung hindurchtreten kann *(Abb. 17 bis 19)*. Es kommt also zu einem »physiologischen Geburtstrauma«, einem gedeckten Schädel-Hirn-Trauma.

Durch die Überlappung der Schädelnähte bekommen die an den Suturen liegenden Rezeptoren einen sehr starken Impuls. Sie sind dem höchstmöglichen Druck ausgesetzt, den ein Mensch unter physiologischen Bedingungen jemals in seinem Leben erfährt. Es ist als wahrscheinlich anzusehen, dass sich durch diesen Prozess die Tiefensensibilität prägt oder zumindest beeinflusst wird. Fehlt dieser Impuls, etwa bei einem durch Sectio entbundenen Kind, stellt man häufig fest, dass sich eben dieses Kind als extrem »unfallfreudig« erweist. Bei jeder sich bietenden Gelegenheit stößt es sich den Kopf und trägt Platzwunden und Kopfprellungen davon. Es finden sich oft Anzeichen einer Hyperaktivität. Unbewusst versucht der Organismus so, sich den fehlenden physiologischen Suturenimpuls einer normalen Entbindung zu beschaffen.

Dieser Mangel lässt sich allerdings auch durch die craniosacrale Behandlung sicher und dauerhaft beheben. Das Kind erfährt einen Ausgleich, der sich sehr positiv auf sein Verhalten und sein Umfeld auswirkt.
In meiner Praxis habe ich noch nie erlebt, dass ein Kind unabhängig von Alter und Art der Störung den craniosacralen Ausgleich nicht als wohltuend empfunden und von der Behandlung profitiert hätte. Die anfängliche Skepsis zu Behandlungsbeginn ist schnell verflogen, sobald das Kind die Entspannung bemerkt. Man muss bedenken, dass die Kinder zu der Behandlung gebracht werden und es sich nicht um ihre eigene Entscheidung handelt.
Folgende Symptome werden auf ein Geburtstrauma zurückgeführt:
Gesichtsasymmetrien, Kiefergelenksasymmetrien, Porenzephalie, Hydrocephalus, Hypoxie, Azidose, Zerebralparese, Zwergwuchs, Krampfbereitschaft, Epilepsie bei Zerebrallähmung, Athetosen, Schockerscheinungen, Temperaturschwankungen, Strabismus, Stauungspapille, Nystagmus, Hörverminderung bis hin zur Taubheit (einseitig), Infektanfälligkeit, Allergien, endogene Ekzeme, Asthma bronchiale, Marasmus, anhaltendes Gähnen, Erbrechen, Aspirationsneigung, verzögerte geistige Entwicklung, Hirnleistungsstörungen, Lese- und Rechtschreibschwäche, Sprachentwicklungs-

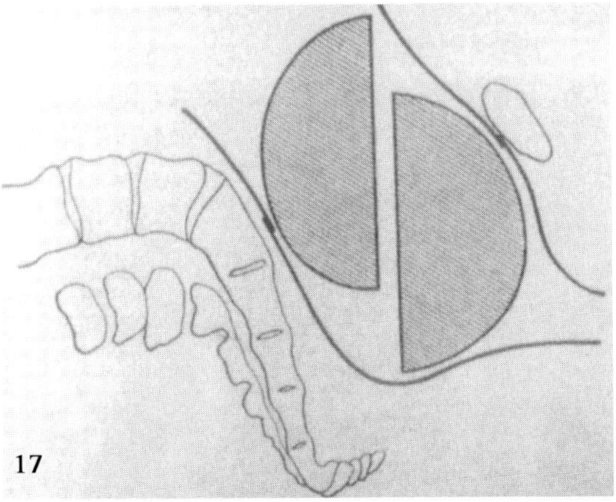

17

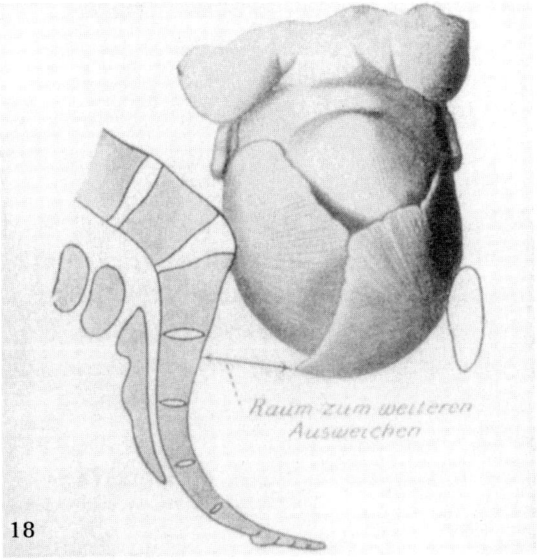

18

Abb. 17 und 18 Die Verformungen des Schädels während der Geburt.

Abb. 19 Schädeldeformation als Folge eines Geburtstraumas.

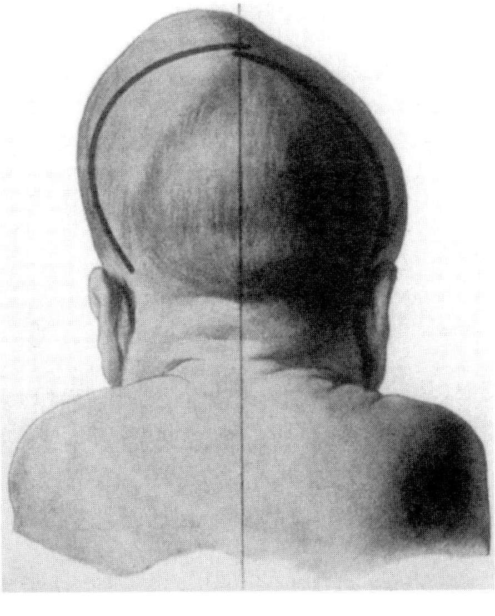

(Abb. 17–19 aus Bahnemann, F.: Anthropologische Grundlagen einer Ganzheitsmedizin, Heidelberg 1992, mit freundlicher Genehmigung des Haug Verlags.)

verzögerungen, Verhaltensstörungen, Subluxationen und Blockierungen von C 0/1, C 2/3, sensomotorische Störungen, Schlafstörungen, Verdauungsstörungen, Säuglingsskoliosen, schwere vegetative Dysregulationen, Autismus.

Interessant ist, dass Kinder und Kleinkinder nicht, oder wenn nur sehr selten, über Rückenschmerzen klagen. Dafür aber hat die Natur die Störungen der Wirbelsäule über vegetative Bahnen auf andere Organe verlagert, was sich uns heute als Hyperkinesie, Koordinationsstörungen oder auch als die bereits erwähnte Lese- und Rechtschreibschwäche sowie familiäre Anpassungsschwierigkeiten, um nur einiges zu nennen, zeigt.
Die sogenannten leichten, diskreten Geburtstraumata sind nicht immer durch Lähmungen, körperliche Behinderungen und Deformationen erkennbar. Sie zeigen auch keine gröberen intellektuellen Ausfälle. Diese Kinder können normale bis überdurchschnittlich gute Leistungen erbringen.
Die Störung ist oft nur durch eine hochgradige Ablenkbarkeit, persistierende unwillkürliche Aufmerksamkeitsstörungen und etwas fahrig wirkende Psychomotorik gekennzeichnet.
Die Schulschwierigkeiten und neurogenen Lernstörungen treten zuweilen erst mit dem 10. Lebensjahr auf.
Bei der oben beschriebenen Symptomatik muss der Craniosacral- Therapeut besonders nach Störungen im Sphenobasilargelenk und C 0/C1 suchen. Ein erfahrener Therapeut ist in der Lage, diese subtilen Ursachen der Störungen zu finden *(s. Biedermann, H.: Kiss-Kinder, Enke, Stuttgart).*

Kaiserschnitt

Der Kaiserschnitt verursacht bei den betroffenen Säuglingen fast immer eine Störung in der Entwicklung der Sensomotorik.
Anscheinend liegt die Ursache dafür im Aufbau der Suturen, die ihre Prägungsmuster nicht erfahren, da das Kind sofort dem atmosphärischen Druck ausgesetzt wird. Hier hat nicht der physiologische Prozess stattgefunden, dem das Kind während einer natürlichen Geburt ausgesetzt ist. Der durch die Presswehen entstandene Schädeldruck, dem die Schädelnähte und deren Rezeptoren eine Reaktion entgegenhalten müssen, fehlt. Damit fehlt eine wichtige Prägung der Sensorik.

Vakuumextraktion

Eine der häufigsten Hilfsmittel, um bei schwierigen Geburtsprozessen die Geburt zu erleichtern, ist die Saugglocke *(Abb. 20)*. Sie wird auf die Kopfschwarte des kindlichen Schädels gesetzt. Mit Hilfe eines Schlauchsystems, einer Vakuumflasche und einer Pumpe wird die Luft langsam aus der Saugglocke herausgepumpt, wodurch die Glocke fest am Kopf des Kindes haftet. Bei der Extraktion des kindlichen Kopfes fasst zwar die Hand den zum Saugnapf führenden Schlauch, die eigentliche Zugkraft wird aber nicht auf den Schlauch, sondern auf eine in ihm laufende Zugkette übertragen, die im Innern der Saugglocke durch eine Platte befestigt ist. Ist der Kopf entwickelt, so wird das Vakuum durch Öffnen eines Ventils aufgehoben und die Saugglocke abgenommen.
Je nach Präsentation des Kopfes wird die Saugglocke entsprechend eingesetzt. Sie kann auf dem Os parietale oder dem Os occipitale aufgesetzt werden oder auch zwei Knochenpartner erfassen. Danach entwickelt sich meistens ein Hämatom mit Verlagerung des innen verlaufenden Membransystems. Das wird glücklicherweise in der Regel durch eigene Membranregulationsmechanismen wieder ausgeglichen. Nur in dem Falle einer bleibenden Restriktion erzeugt das für den Organismus ständigen Stress mit vegetativer Fehlsteuerung, die sich beim Säugling als Unruhe, Erbrechen, Schlafstörungen, Kopfschiefhaltungen äußert, oder zu bleibenden Schädelasymmetrien führt. Auch das Sonnenuntergangsphänomen der Augen ohne Ventrikelbeteiligung wird beobachtet.
Nach sorgfältiger Palpation des Schädels wird man schnell feststellen, an welchen Nähten sich die Restriktionen befinden. Der individuelle Befund diktiert den Behandlungsplan.

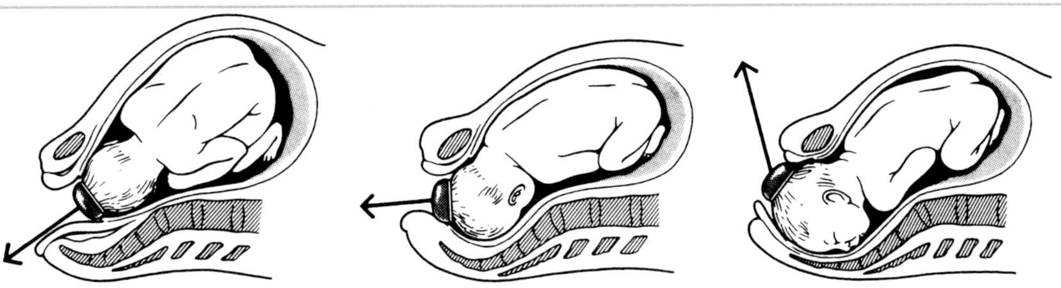

Vakuumextraktor:
Entwicklung des kindlichen Kopfs.

Abb. 20 Phasen einer Saugglockengeburt. (Abb. 20 und 21 aus Pschyrembel, Klinisches Wörterbuch, Berlin, New York 1982, mit freundlicher Genehmigung des de Gruyten Verlags).

Zangenextraktion

Wenn sich die Geburt physiologisch nicht mehr durchführen lässt, wird mit Hilfe der Geburtszange versucht, das Herausgleiten des Kopfes zu erleichtern *(Abb. 21)*.
Hier ist der Geburtshelfer angewiesen, die Zange so zu setzen, wie es die Präsentation des Kopfes erlaubt. Der Nachteil ist, dass der Geburtshelfer nie genau sehen kann, wo er den Löffel platziert.
Man versuchte im Laufe von Jahrzehnten, dieses Instrument zu modifizieren, ohne zu einem befriedigenden Ergebnis gekommen zu sein. Die beiden Löffel des Instruments sind nicht gepolstert und müssen einen starken Druck auf die weichen Strukturen des kindlichen Schädels ausüben.

Vergleicht man diesen Vorgang mit der Tätigkeit eines Handwerkers, der ein empfindliches Chromteil bearbeitet, ist es völlig klar, dass das entsprechend zu bearbeitende Stück durch Polsterung geschützt wird, um nicht beschädigt zu werden. Bei der Zangenextraktion ist es bis heute nicht möglich.

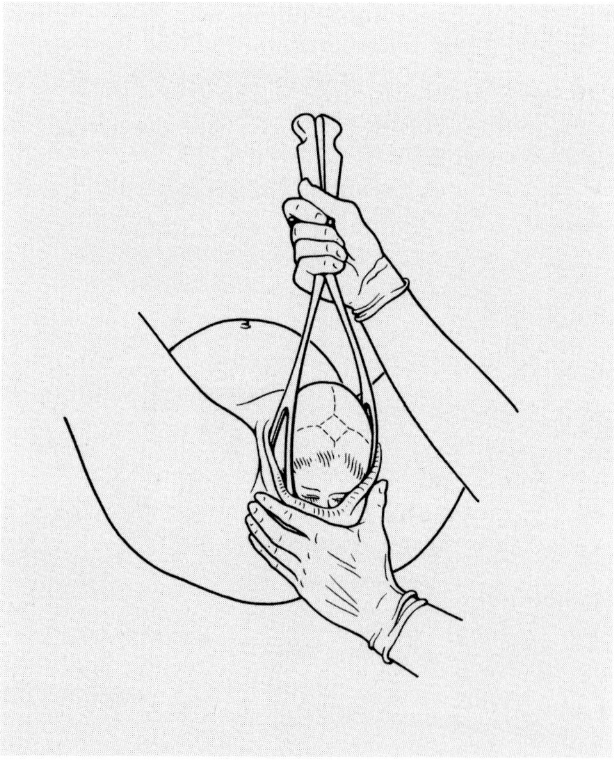

Abb. 21 Zangengeburt.

Behandlung von Säuglingen und Kindern

Anamnese

Folgende Punkte sind bei der Befunderhebung unbedingt zu berücksichtigen:

- Familienanamnese *(wichtig ist die Körperstatik der Mutter)*
- Schwangerschaftsverlauf *(eingesetzte Medikamente, wehenhemmende/wehenauslösende Mittel)*
- Entbindung *(Vacuum, Forceps, Sectio, lagen eine Zyanose des Kindes vor oder Ödeme, Hautblutungen, waren die Knochen des Schädels asymmetrisch?)*
- Entwicklung des Kindes und Krankheiten
- unreife Neugeborene *(hohe Cortisongaben zur Reifung der Lunge. In einem solchen Fall sollte eine Klassische Homöopathische Therapie parallel zur Cranialen Therapie erfolgen, um spätere Schäden auf feinstofflicher Ebene zu vermeiden).*

Untersuchung

Bei Verdacht auf eine cerebrale Beteiligung ist es selbstverständlich, dass der kleine Patient vor unserer Behandlung neuropädiatrisch untersucht wurde. Die neurologische Untersuchung sollte auf jeden Fall vor der ersten Behandlung abgeschlossen sein. Prüft man z. B. die Lagereaktion nach Vojta wird das Kind dadurch so verunsichert und aufgeregt, dass eine anschließende craniale Entspannung fast unmöglich ist.

Die Untersuchung des Säuglings und Kleinkindes erfordert viel Geschick und vor allem ein gutes Einfühlungsvermögen des Therapeuten. Das Hochnehmen und Tragen des kleinen Patienten oder das Einbeziehen von Spielzeug können sehr hilfreich sein. Eine Unterstützung durch Streicheln des Kindes durch die Mutter ist eine weitere Möglichkeit. Die Unter-

suchung sollte in einer ruhigen Umgebung stattfinden und der Therapeut auf jeden Fall warme Hände haben.
Durch Streicheln der Händchen oder Füßchen oder durch leises Erzählen stellt man einen Kontakt zum Säugling her. Man beginnt niemals sofort mit der Untersuchung des Schädels.

Über die folgenden Punkte verschafft man sich einen ersten Eindruck:

- Spontanhaltung des Säuglings/Kleinkindes
- Zu welcher Seite dreht das Kind den Kopf?
- Wirbelsäulenkrümmung und Beckenneigung
- Extensions- und Flexionshaltung der Schultern und Hüften
- Bein- und Fußstellung
- Übermäßige Schreckhaftigkeit.

Untersuchung des Körpers:

- Extremitäten (Varus/Valgusstellung, Asymmetrie der Interglutäalfalte)
- Becken (Flecken, Behaarung, Ödemzonen)
- Wirbelsäule (Krümmung, Haut)
- Thorax (Einziehungen, Brustform: Trichterbrust).
- Die Brustwirbelsäule muss genau betrachtet werden, da sich hier viele Blockaden vom Kopfgelenk induziert aufbauen. Begründung: Kopfzonen nach der Segmentdiagnostik (Literatur: Lomba und Peper 1997).

Untersuchung des Schädels:

- Ödeme, Hautblutungen
- Ausprägung der Frontal-, Parietal-, Occipitalhöcker
- Vertiefungen, Einziehungen
- Asymmetrien
- Os occipitale: *Abflachung oder Wölbung der Squama, Seitengleichheit ...*
- Os temporale
- Beurteilung der Suturen *(Überlappungen ...)*
- Fontanellenwölbungen oder Einziehungen
- Augenstellung beachten *(hier können Hinweise auf den II., III., IV., und VI. Hirnnerv gegeben werden)*. Frage nach Schieloperationen wird häufig bei Anamnese vergessen.
- Nasenstellung
- Ohrenstellung
- Seitenbevorzugung der Kopfhaltung *(Hinweis auf Kopfgelenkblockierungen, Kiss-Syndrom)*
- Abrieb der Kopfbehaarung *(Hinweis auf die Lagerung des Kindes)*.

Schädelpalpation

LAGERUNG

- Patient liegt in Rückenlage.
- Therapeut sitzt am Kopfende des Patienten.

AUSFÜHRUNG

D3 liegt in Höhe des Kiefergelenkes *(Patienten zur Orientierung bitten, den Mund zu öffnen und zu schließen).* D4 liegt hinter dem Ohr. D5 hat Kontakt mit dem Occiput.
D2 liegt auf dem großen Flügel des Os sphenoidale.
D1 nimmt Kontakt mit dem Os frontale.
Der Griff wird beidhändig durchgeführt.

Hierbei handelt es sich um den allerersten Kontakt mit dem Schädel des Patienten.
Der Therapeut bemerkt eine eventuelle Extensions- oder Flexionsneigung des Schädels.
Außerdem dient dieser Griff zur Erfassung der primären Atmung und zum Aufspüren von Restriktionen.
Gleichzeitig sollte der Therapeut dabei immer sein Visualisierungsvermögen schärfen. Es hilft dabei, die Strukturen besser zu erfassen und zu begreifen. Der Therapeut ist bei der Behandlung ganz präsent, das heißt mit allen Sinnen auf die Strukturen des Cranialen Systems gerichtet.
Was am Anfang fast unmöglich erschien, ist nach konsequenten Wiederholungen wie eine Offenbarung. Der geübte Therapeut erfasst blitzschnell, wo Asymmetrien und Restriktionen vorhanden sind. Die Diagnose wird dadurch präziser und schneller.

»LISTENING«

Das Hineinhorchen in die Bewegungsabläufe der Schädelknochen und Membranen, bzw. der Diaphragmen geschieht beim Säugling oder Kleinkind häufig auf dem Schoß des Therapeuten und schließt eine Korrektur mit ein.

Entwicklung des Säuglingsschädels

Wie zuvor bereits bemerkt, eilt das Wachstum des Schädels im Verhältnis zum übrigen Körper pränatal weit voraus. Es besteht auch eine Wachstumsdifferenz zwischen Hirn- und Gesichtsschädel. Postnatal dreht sich das Verhältnis um *(Abb. 22 und 23).* Dann verhält sich die Wachstumsge-

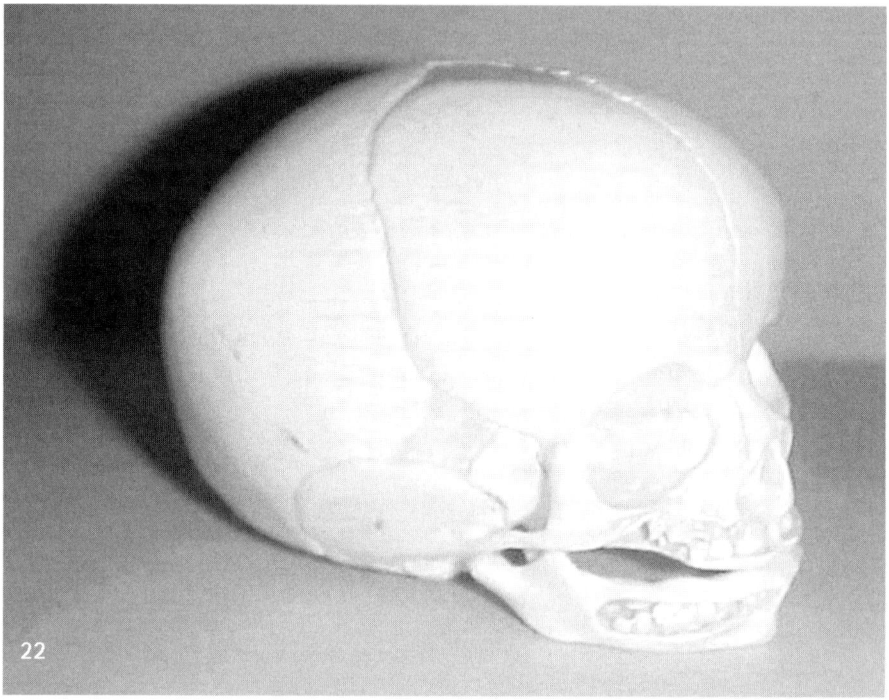

22

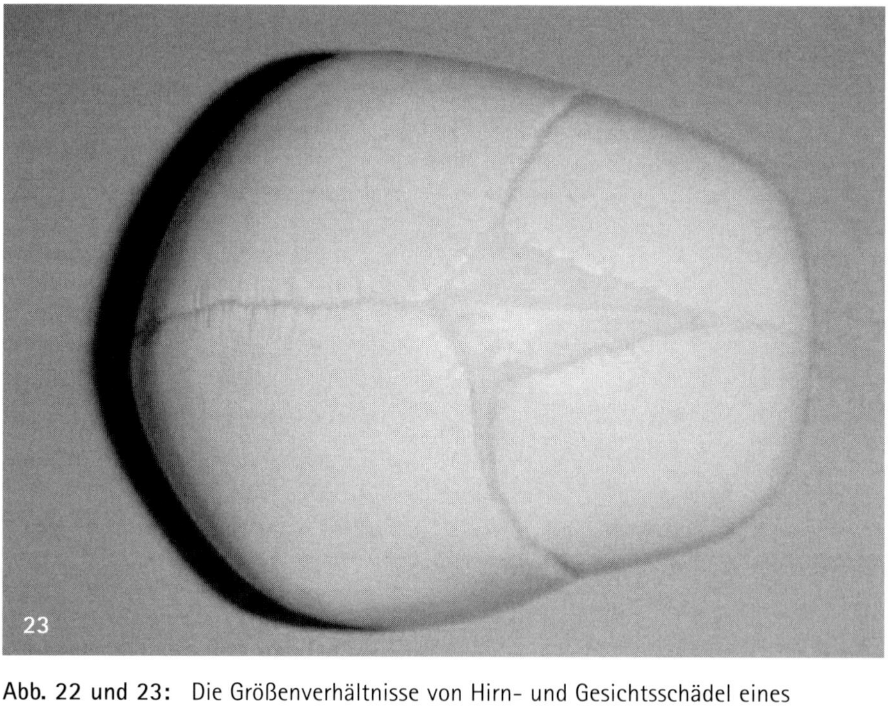

23

Abb. 22 und 23: Die Größenverhältnisse von Hirn- und Gesichtsschädel eines Säuglings.

schwindigkeit des Hirn- zum Gesichtsschädel 1:8, beim Erwachsenen ist das Verhältnis 1:2.
Die Schädelkalotte beim Neugeborenen ist für Verformungen »Konfigurationen« äußerst anfällig, da sie nicht mit einer druckauffangenden Spongiosaschicht ausgekleidet ist und auch noch keine Ossifikation erfolgte.
Der Säuglingsschädel besteht aus fünf Knochenschuppen mit Suturen, die bis zu 20 mm breit sind. Die Schädelknochen beim Fetus bzw. Neugeborenen haben nirgends direkten Kontakt. Dieser Kontakt bildet sich erst im Verlauf des ersten Lebensjahres durch die wellen-, schuppen- und zackenförmig verlaufenden Nähte. Dann wachsen schließlich die größeren Schädelknochen mit ihren abgerundeten Ecken an den Fontanellen zusammen.
Die sechs Fontanellen sind gegen Ende des zweiten Lebensjahres normalerweise geschlossen.
Das Schädelwachstum verläuft bis zum fünften Lebensjahr sehr rasch, da es durch die Größenzunahme des Gehirns beeinflusst wird. Das Foramen magnum hat jetzt schon fast seine endgültige Größe erreicht. Bis zur Pubertät verlangsamt sich das Schädelwachstum, um dann einen neuen Entwicklungsschub der Schädelkalotte und des Gesichts zu erfahren.

Schädelknochen des Säuglings und ihre Behandlung

Os occipitale

Das Os occipitale besteht bei der Geburt aus vier Teilen:
- Squama, bestehend aus vier Ossifikationskernen, die sich intrauterin zusammenschließen
- Partes laterales
- Pars basilaris.

Die Kondylen des Os occipitale werden aus Teilen, die auf der Pars basilaris und auf den Partes laterales liegen, gebildet.
Die Squama und die Partes laterales ossifizieren in der Regel im Alter von 2-3 Jahren, die Pars basilaris und die Partes laterales im Alter von 7-9 Jahren.

Hier liegt eine der Erklärungen, dass bei vielen Stürzen und Prellungen auf und am Hinterkopf verhältnismäßig wenig Frakturen entstehen.

Fronto-occipitale Technik

LAGERUNG

- Patient sitzt frei oder auf dem Schoß der Mutter.
- Therapeut kniet auf der Liege und hält das Kind zwischen den Beinen.

AUSFÜHRUNG

Die Kopfhand umgreift großflächig den Hinterkopf von lateral, wobei die Thenaren Kontakt am Occiput haben.
Die Fußhand liegt auf dem Occiput. Die Fingerspitzen zeigen nach cranial. *(Abb. 24 bis 26)*

WIRKUNG

Man ertastet Flexion oder Extension des Schädels und korrigiert den gesamten duralen Schlauch.

Häufig kommt es bei dieser Technik zu einer Nachahmung des Geburtsvorgangs, d. h. die Kopfbewegungen des Kindes entsprechen dem Bewegungsmuster des Kopfes beim Ein- und Austritt aus dem Geburtskanal.

Abb. 24 bis 26: Eine Behandlungssequenz der fronto-occipitalen Technik.

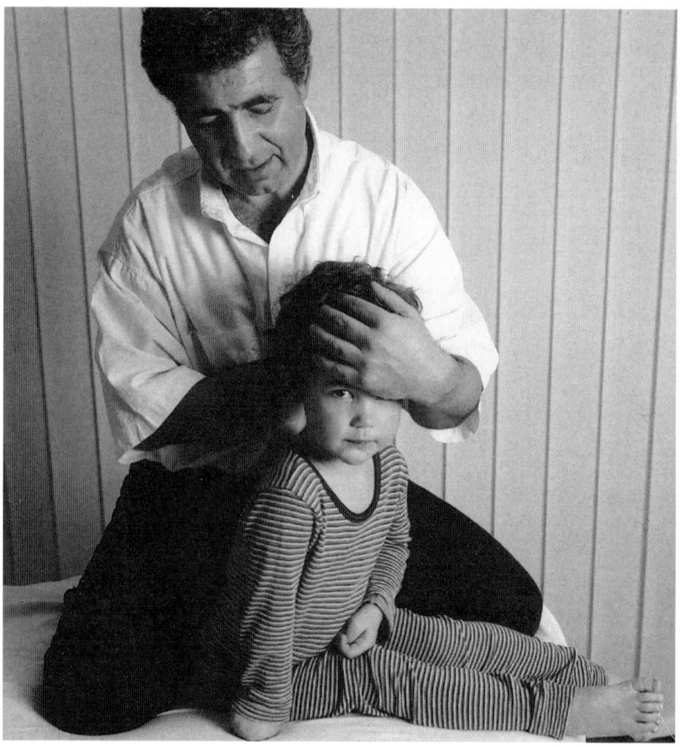

24

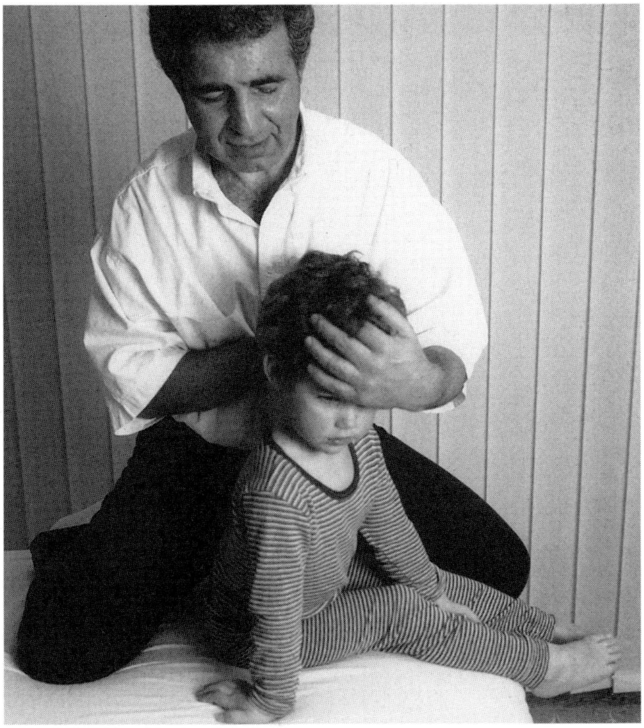

25

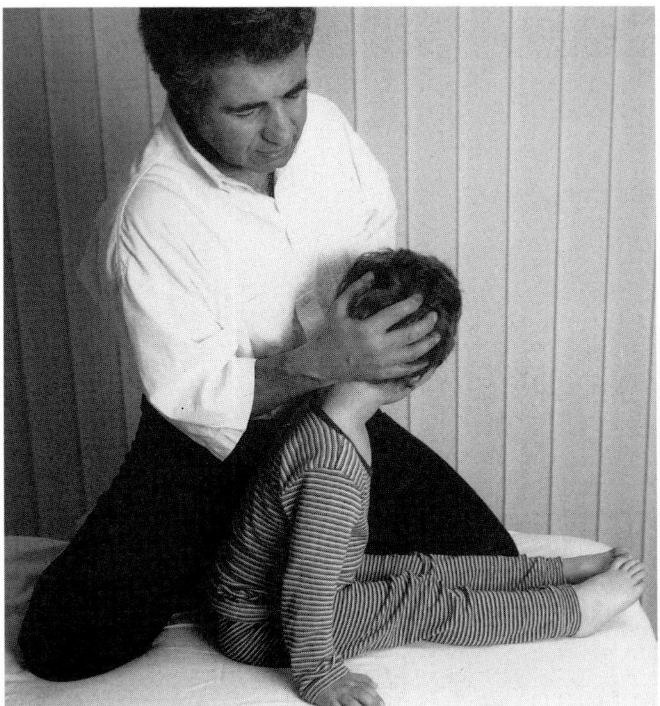

26

Um die »Nachahmung« des Geburtsvorgangs abzuschließen, hat sich die Sacrum-Technik bewährt. Aus diesem Grund möchte ich sie anschließend erklären.

Sacrum-Technik bei Säuglingen und Kleinkindern

LAGERUNG

- Patient liegt (idealerweise) in Rückenlage oder sitzt auf dem Schoß der Mutter oder des Therapeuten *(Abb. 27)*.
- Therapeut ist flexibel in seiner Körperhaltung und passt sich der Position des Kindes an.

AUSFÜHRUNG

Die Fußhand nimmt mit den Fingern D2 bis D3 oder je nach Größe des Patienten bis D5 Kontakt am Sacrum. Je nach Position des Therapeuten kann der Kontakt von lateral oder caudal erfolgen. Die Kopfhand hat Kontakt am Occiput.

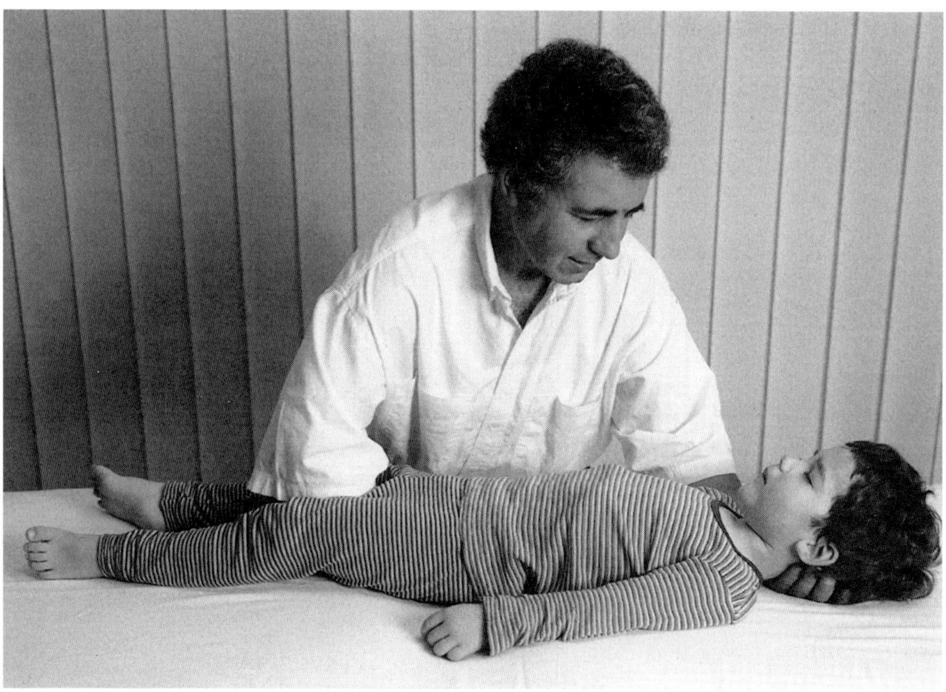

Abb. 27 Durchführung der Sacrum-Technik an einem Kleinkind.

Durch den Kontakt am Occiput ist es leichter, sich in das craniosacrale System hineinzufühlen. Nach kurzer Zeit verzichtet man auf den Occiput-Kontakt und hält ausschließlich das Sacrum.

MOBIMIENTO

Das Occiput und das Sacrum gehen als »Anfang« und »Ende« vom Duralschlauch mit diesem in die Extension und in die Flexion.

Bei Fehlmustern können unterschiedliche Bewegungsrichtungen ertastet werden. Seitliches Kippen des Sacrums, Klopfen und Vibrieren sind die häufigsten Komponenten, die man hier feststellt. Sie treten dann auf, wenn eine Dysfunktion im duralen Membransystem vorhanden ist. Aufgrund der Größe des Sacrums genügt es, den Kontakt mit dem Mittelfinger durchzuführen. Hier kann der Therapeut den Ruhepunkt induzieren. Die Babies werden meistens ruhig, Darmgeräusche und »Gerüche« machen sich bemerkbar. Fast immer wird der Darm entleert.
Um ein gutes Gefühl für die Bewegung zu bekommen, hat es sich als sinnvoll für den Therapeuten erwiesen, die Sinne erst auf den einen Knochen z. B. das Sacrum zu richten, dessen Bewegung zu ertasten und sich erst dann dem Occiput zu widmen. Hat man das mit beiden Knochen nacheinander so durchgeführt, fällt es dem Ungeübten leichter, das Bewegungsmuster im Zusammenspiel dieser beiden Kontaktstellen zu beurteilen. Die Hände haben aber schon zu Anfang an beiden Knochen Kontakt und lösen dann den Kontakt mit dem Occiput.
Gerade bei dieser Technik kommt es häufig zu einem »Unwinding« oder zur Induzierung des Still-Points. Die Erklärung liegt in der Entspannung des Nervus vagus. Hierbei kommt es zu einer Anregung der Darmperistaltik und zu einer Vertiefung der Atmung.
Vor der Einführung der »schnurlosen« Telefone kam es häufig zu »Kabelsalat« des Telefonkabels. Um diesen zu entwirren, hielt man das Kabel an einer entfernten Stelle des Telefons hoch, so dass sich der Apparat frei ausschwingen konnte. Diese Vorstellung entspricht dem »Unwinding«. Während der Craniosacralbehandlung kommt es manchmal durch dieses Unwinding zu einer Auflösung der Restriktionen.
Im ausgeglichenen Craniosacralen System gibt es zwischen der Extensions- und Flexionsphase einen Moment ohne jegliche Bewegung, eine Ruhephase. Im Verlauf einer Behandlung kann es als Therapieerfolg gewertet werden, diesen Still-Point durch Beseitigung von Restriktionen und Störungen im Cranialen System herbeizuführen.

Es liegt nicht in der Entscheidung des Therapeuten einen »Still-Point« oder ein »Unwinding« herbeizuführen. Einzig das Craniosacrale System selbst reagiert auf die Behandlung, so wie es angemessen ist.

Os sphenoidale

Es besteht bei der Geburt aus drei Teilen

- Corpus und Alae minores.

Aus zwei Knochenfragmenten entstehen die Processus pterygoidei und Alae majores.
Das Prä- und Post-Sphenoid verschmilzt im achten Fetalmonat zum Corpus. Diese Verbindungslinie wird durch die Crista gekennzeichnet.
Die übrigen Teile des Sphenoids ossifizieren bis zum Ende des 1. Lebensjahres, die Keilbeinhöhlen erreichen ihre eigentliche Größe nach der Pubertät.

Störungen der Sensomotorik durch Restriktionen und Verlagerungen im Sphenobasilargelenk

Das Sphenoid und das Os occipitale stellen über das Sphenobasilargelenk das eigentliche funktionelle erste Kopfgelenk dar.
Gleicht das Membran-Duralsystem die entstandenen Restriktionen nicht aus, kommt es zu einem Fehlmuster zwischen Occiput und Atlas, Atlas und Axis und Axis und C3. Da der Atlas ständig bemüht ist, in der Waagerechten zu bleiben, muss er sich der Fehlstellung des Occiputs anpassen. Das wiederum verursacht Störungen der Kopfgelenkrezeptoren, was durch Fehlsteuerung zu einer Asymmetrie der Rumpfmuskulatur führt.
Hierbei handelt es sich um die wahrscheinlichste Erklärung dafür, dass klassische Methoden (Vojta, Bobath z. B.) zwar eine momentane Muskulaturkorrektur bewirken, jedoch nicht kausal die Ursache beheben, d.h. die Fehlmuster treten immer wieder auf (z. B. idiopathische Skoliosen, ISG-Blockierungen, Kiefergelenkstörungen, -blockierungen, Zungenfehlfunktionen, Beckenschiefstand). Für mich liegt hier auch die eigentliche Ursache des Kiss-Syndroms *(Abb. 28 a bis c)*.
Bei den benannten Fehlmustern kommt es zu Störungen des intracranialen und intraspinalen Membransystems mit Zirkulationssstörungen des Liquors, was wiederum eine Störung des Nervensystems verursacht. Dadurch wird eine statische Dysfunktion zwischen Occiput und Sacrum unterhalten.

Abb. 28 a bis c Typische Kopfhaltung eines Säuglings mit Kiss-Syndrom. ⇒

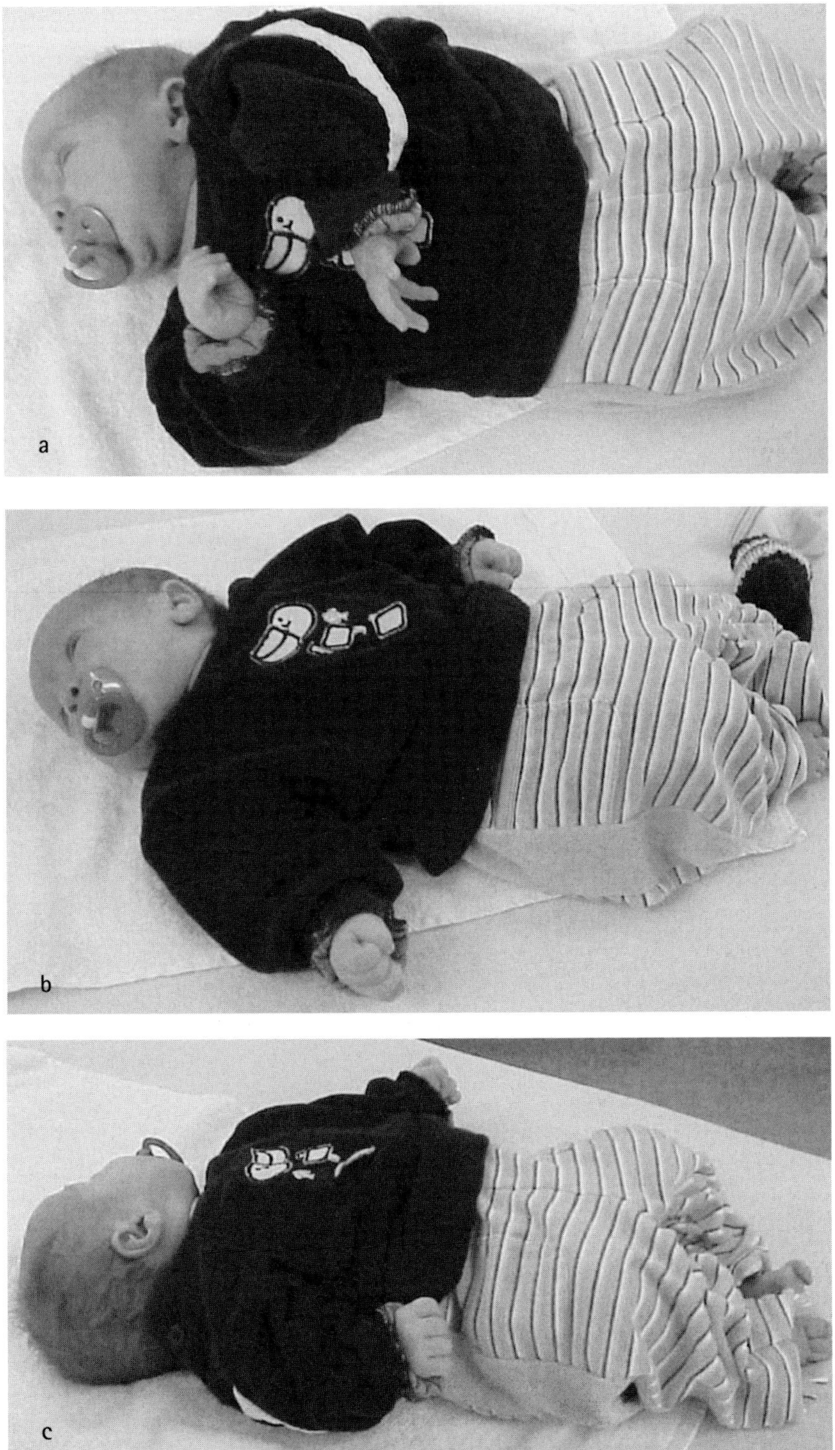
a
b
c

Die Folgen dieser Störungen können sein:

- Lymphabflussstörungen
- Abflussstörungen des venösen Systems aufgrund der Spannungszunahme der Falx cerebri und des Tentorium cerebelli
- Stoffwechselstörungen des ZNS
- Abflussstörungen aus den Hirnventrikeln
- Ungleichgewicht der neurophysiologischen Transmittersubstanzen
- Endokrine Dysfunktion
- Störungen im Immunsystem
- Viszerale Dysfunktionen
- Funktionsstörungen des neuro-sensuellen Systems (Riechen, Hören, Sehen, Schmecken, Fühlen).

Die Behandlung des Sphenoids bei Säuglingen

Die Techniken zur Behandlung des Os sphenoidale sind die wichtigsten Griffe in der craniosacralen Therapie, da sich eine Verlagerung des Sphenoids, die nicht von den Selbstregulationsmechanismen ausgeglichen wird, in einer bleibenden Fehlsteuerung des gesamten Muskel-Skelett-Systems manifestieren kann.

Sphenobasilargelenk-Technik bei Säuglingen

LAGERUNG

- Therapeut steht seitlich der Liege zum Rücken des Patienten.
- Patient liegt in Rückenlage.

AUSFÜHRUNG

Die Fußhand umfasst das Occiput.
D1 und D3 der Kopfhand nehmen Kontakt mit dem großen Flügel des Sphenoids.
Kontaktstellen liegen etwas lateral vom Raum zwischen Augenbrauenende und lateralem Lidwinkel. *(Abb. 29)*

MOBIMIENTO

Der Therapeut nimmt die Spannungsdifferenz zwischen linkem und rechtem großen Flügel wahr.
Danach erfolgt der Korrekturgriff. Ist das Sphenoid nach rechts oder links verlagert, spricht man von »lateral-strain«.
Beispiel: Stellt der Therapeut eine laterale Verschiebung nach rechts fest, so ist rechts der große Flügel prominenter tastbar und die Gewebespan-

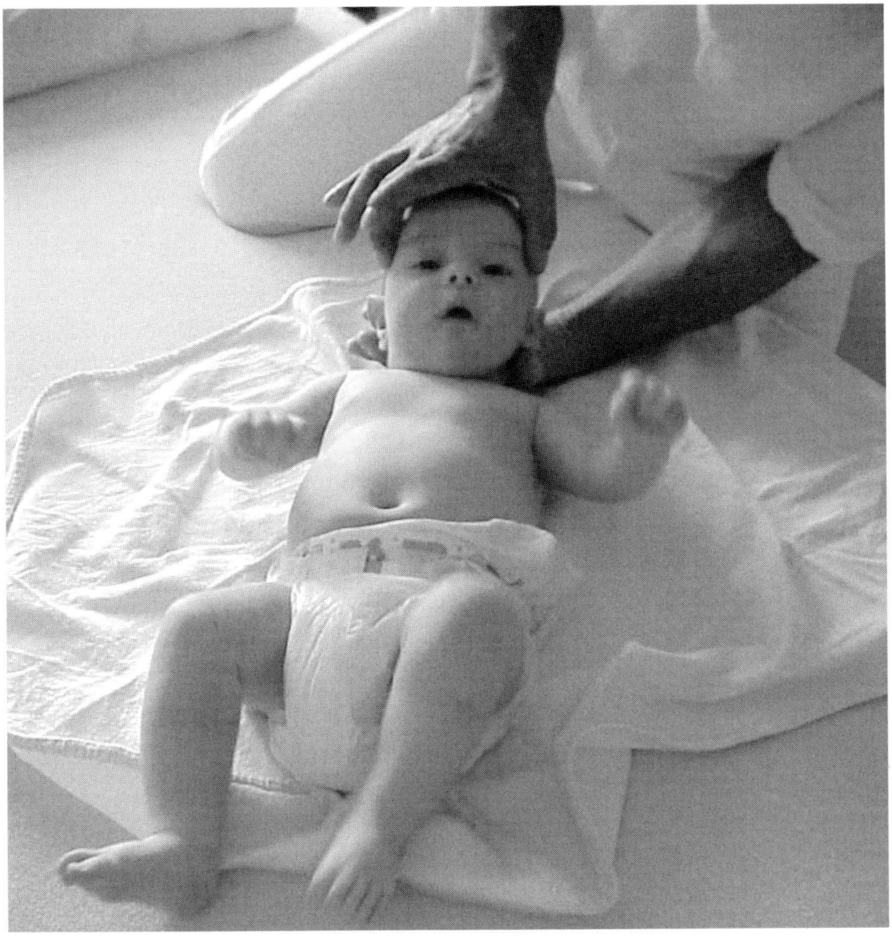

Abb. 29 Durchführung der Sphenobasilargelenk-Technik an einem Säugling.

nung erhöht. Auf der Gegenseite ertastet man eine Vertiefung mit einem Hypotonus.

KORREKTUR

Man drückt ganz sanft in die Richtung der Fehlstellung (der Druck erfolgt nur imaginär), danach versucht man ein Stoppen zu bewirken, indem man das Sphenoid festhält.
Man steigert langsam den Druck in die Richtung der Normalstellung, in diesem Fall nach links. Während der gesamten Reposition leistet die Fußhand eine feine Abstimmungsarbeit über das Occiput.

Bei Säuglingen erfordert gerade diese Technik viel Erfahrung, siehe Schädelform bei den verschiedenen Restriktionen.

Sphenoid-Technik bei Säuglingen

LAGERUNG

- Therapeut steht am Kopfende des Kindes.
- Säugling liegt auf dem Rücken *(Abb. 30)*. Bei Säuglingen wird die Behandlung oft auf dem Schoß der Mutter durchgeführt. Manchmal muss das Kind dabei sogar gefüttert werden.

AUSFÜHRUNG

Der Griff wird beidhändig durchgeführt.
D3 hat Kontakt mit dem Sphenoid.
Kontaktpunkt: Raum zwischen lateralem Lidwinkel und Augenbrauenende, ca. 1 cm nach lateral versetzt.

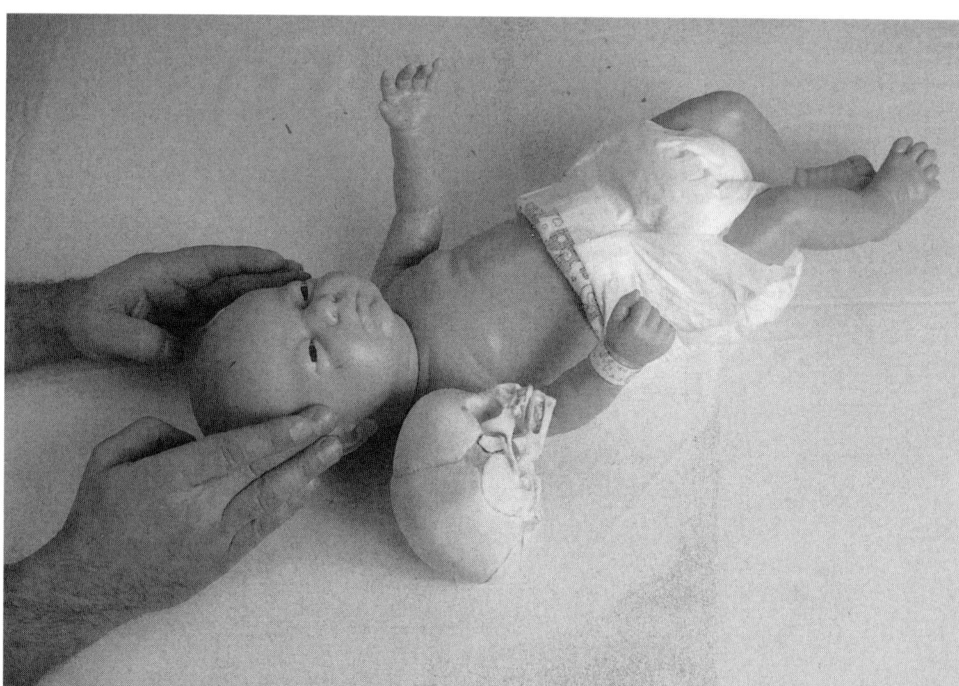

Abb. 30 Darstellung der Sphenoid-Technik am Säugling.

MOBIMIENTO

Man versucht, die Spannungsdifferenz zwischen links und rechts zu ermitteln. Zu bemerken ist, dass auf der Seite, auf der der große Flügel prominenter ist, eine Spannungszunahme des Gewebes vorliegt, die durch einen lymphatischen Stau bedingt ist.

KORREKTUR

Die Richtung der Restriktion wird unterstützt. (Je nach Reaktion 5-10mal.) Dann wird die Bewegung gestoppt und die Korrektur vorgenommen. Die Knochen werden jetzt zentriert.

Bei Säuglingen und Kleinkindern erfolgt die Korrektur relativ schnell. (Oft muss auch der Atlas korrigiert werden. Ich verzichte hier auf eine Erklärung der Atlastechnik, sie lässt sich nur in der Praxis vermitteln.)

Os temporale

Das Os temporale besteht bei der Geburt aus drei Teilen

- Squama
- Pars tympanica
- Pars petrosa.

Diese Anteile ossifizieren bis zum Ende des 1. Lebensjahres. Dann beginnt die Entwicklung des Processus mastoideus unter Einwirkung des M. sternocleidomastoideus. *Eine Korrektur sollte so früh wie möglich erfolgen. Ist ein Fehlmuster im Gehirn einprogrammiert, so folgt das Muskel-Skelett-System dieser Programmierung.*

Os frontale

Es besteht bei der Geburt aus zwei Teilen, die durch die Sutura metopica getrennt sind. Die beiden Teile sind bis zum 6. Lebensjahr ossifiziert. Die Sinus frontales erreichen nach der Pubertät ihre endgültige Größe.

Anhebung des Os frontale beim Säugling

LAGERUNG

- Säugling liegt in Rückenlage.
- Therapeut sitzt am Kopfende der Liege.

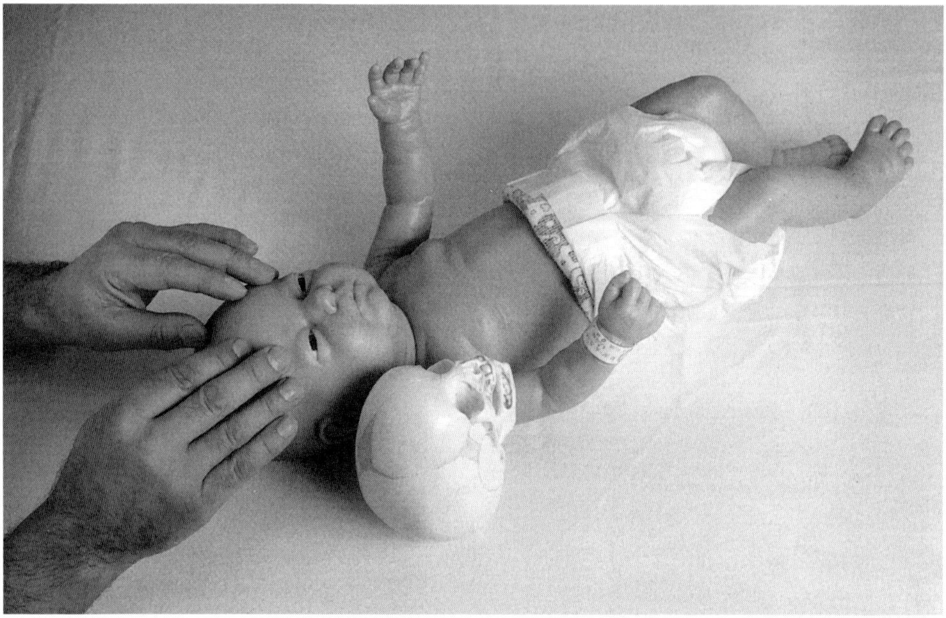

Abb. 31 Anhebung des Os frontale beim Säugling.

Dass der Säugling still auf dem Rücken liegt, und der Therapeut am Kopfende sitzt, wäre die optimale Ausgangsposition für die Behandlung. Wie aber schon mehrmals erwähnt, ist dies bei der Säuglingsbehandlung eher selten durchzusetzen. Hier sind Ideenreichtum und Flexibilität des Therapeuten sowie seine Geschicklichkeit gefragt. Manchmal muss eine Abwandlung des Griffes erfolgen, wenn das Kind z. B. auf dem Arm der Mutter ist. Dabei sollte der Therapeut immer die anatomischen Strukturen und Bewegungsrichtungen der einzelnen Knochen vor Augen haben. Nur so kann er seine Grifftechnik der Kindeslage anpassen und eine optimale Wirkung erzielen.

AUSFÜHRUNG

D4 ist lateral des Augenbrauenendes am Os frontale fixiert. Die Finger D3, D2 und D1 liegen entlang der Mediopupillar-Linie. Es erfolgt eine Anhebung des Os frontalis nach ventral *(Abb. 31)*.

Os parietale

Hier handelt es sich um einen einzigen Teil.

An den Eckpunkten befinden sich Fontanellen:

- caudo-ventral – Fonticulus sphenoidalis/Pterion

- caudo-dorsal – Fonticulus mastoideus/Asterion
- cranio-ventral – Fonticulus anterior/Bregma
- cranio-dorsal – Fonticulus posterior/Lambda.

Os ethmoidale

Es besteht bei der Geburt aus drei Teilen:

- Lamina cribosa
- Labyrinthi ethmoidale (Pars lateralis)
- Lamina perpendicularis (über der Crista Galli).

Die Knochenanteile ossifizieren bis zum 6. Lebensjahr. Die Labyrinthe entwickeln sich auch noch nach der Pubertät.

Maxilla

Sie besteht bei der Geburt aus zwei Teilen:

- Prämaxilla
- Postmaxilla.

Die Naht befindet sich oberhalb des Eckzahns und kann bis zum Erwachsenenalter bestehen. Der Sinus maxillaris entwickelt sich auch noch nach der Pubertät.

Mandibula

Sie besteht bei der Geburt aus zwei Teilen, die am Ende des ersten Lebensjahres durch die Symphysis mentalis verbunden sind.

Ein Phänomen, das oft bei der Behandlung bemerkt wird, ist, dass die Mandibula sich auch beim Erwachsenen während der Behandlung wie ein zweiteiliger Knochen verhält. Sie ist der größte Speicher emotioneller Eindrücke.

Atlas

Er besteht bei der Geburt aus drei Teilen:

- Massae laterales
- Arcus anterior
- Arcus posterior.

Die beiden Massae verbinden sich zum Arcus posterior gegen Ende des 3. Lebensjahres. Der Arcus anterior verbindet sich zwischen dem 7.und 9. Lebensjahr mit den beiden Massae.

Die Schädelknochen bestehen bei der Geburt aus einer einzigen Schicht. Das Periost ist mit der Dura mater verbunden, die das Gehirn schützt. Das gesamte System weist die gleichen Spannungsverhältnisse auf.
Die Knochen der Schädeldecke sind membranösen Ursprungs, die der Schädelbasis haben einen knorpeligen Ursprung.

Schädelfontanellen

Dazu gehören:

- Fonticulus frontalis
- Fonticulus occipitalis
- zwei Fonticuli sphenoidales
- zwei Fonticuli mastoidei.

Der Fonticulus frontalis schliesst sich in der Regel erst im 2.- 3. Lebensjahr, die übrigen bald nach der Geburt und in den ersten Lebensmonaten.

Occiput-Sacrum Technik bei Kindern

LAGERUNG

- Patient liegt in Rückenlage.
- Therapeut steht seitlich vom Kind.

AUSFÜHRUNG

Die Fußhand hat Kontakt mit dem Steißbein, d.h. je nach Größe des Kindes nur die Fingerspitzen von D2-D4 oder D5.
Die Kopfhand hat von lateral her Kontakt mit dem Occiput. Man arbeitet bei Säuglingen mit den Fingern und/oder passt seine Hand den Größenverhältnissen an *(Abb. 32 und 33).*

MOBIMIENTO

Flexion und Extension des gesamten duralen Schlauches.

Zu bemerken ist, dass das Occiput in diesem Alter noch nicht vollkommen ossifiziert ist. Es besteht noch aus acht Knochenfragmenten, die bindegewebig verbunden und oft nach der Geburt als unregelmäßige

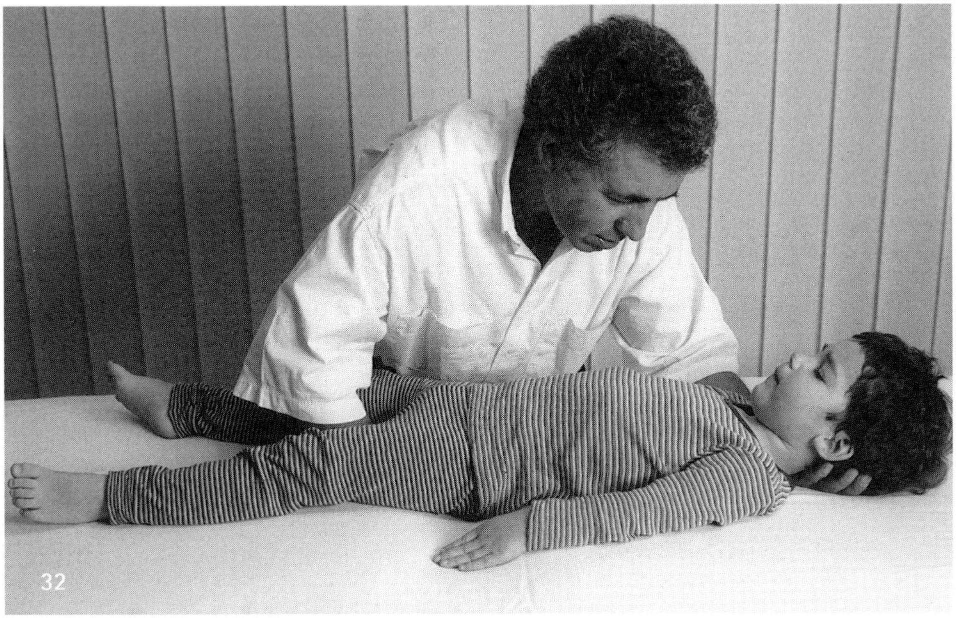

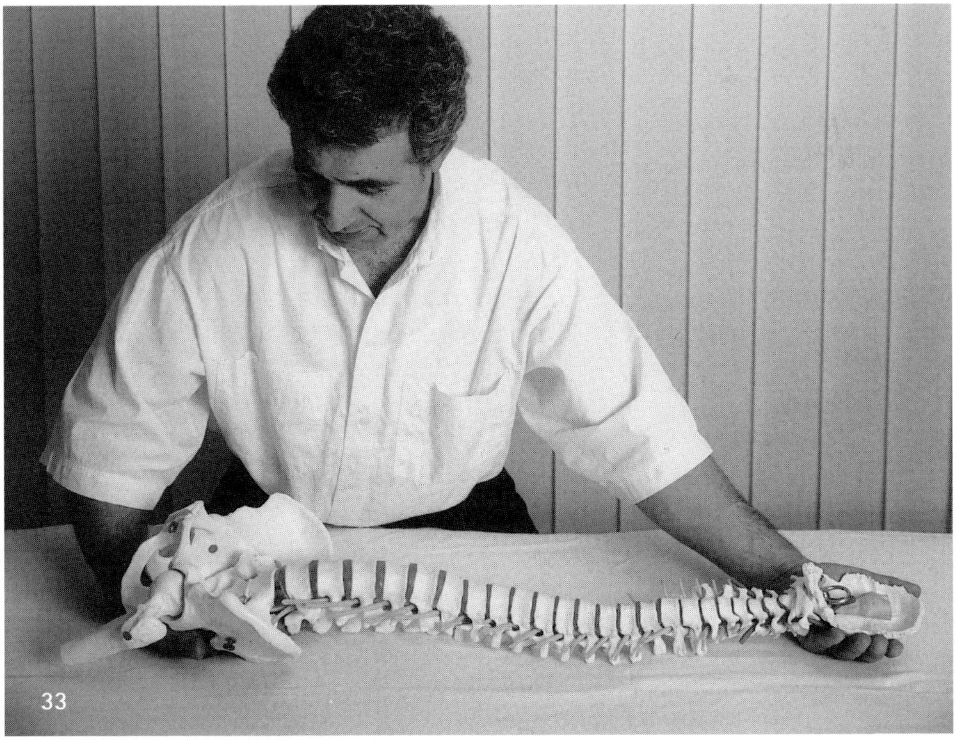

Abb. 32 und 33 Platzierung der Hände bei der Occiput-Sacrum-Technik an einem Kleinkind und am Wirbelsäulenmodell.

Oberfläche zu tasten sind. Liegt das Kind zu lange und zu häufig auf dem Hinterkopf, führt dies zu einer massiven Verformung und Abflachung des Occiputs. Das gilt bei manchen Kulturen als Schönheitsideal. Eine ähnliche Knochenverformung beobachtet man bei Mehrlingsgeburten oder bei einer zu frühen Absenkung des Föten im Uterus durch Drucklagerung auf den Beckenring.

Suturen

Sie sind membranös und verbinden die Schädelknochen als sogenannte Schädelnähte miteinander

- Sutura metopica (zwischen den Ossa frontalia)
- Sutura coronalis/frontoparietalis zwischen Os frontale und Os temporale
- Sutura sagittalis/intraparietalis zwischen den Ossa parietalis
- Sutura lambdoidea/occipito-parietalis zwischen Os occipitale und Ossa parietalis
- Sutura squamosa zwischen Squama des Os temporale, dem Os parietale und dem Os sphenoidale.

Ruhepunktinduzierung an den Füßen

LAGERUNG

- Patient liegt in Rückenlage.
- Therapeut steht am Fußende des Patienten.

AUSFÜHRUNG

Therapeut legt die Fersen des Patienten in seine Hände und umfasst so die Füße von dorsal *(Abb. 34 und 35)*.

MOBIMIENTO

Nach einigem Warten kann man eine Bewegung wahrnehmen. In der Flexion drehen sich die Füße nach außen dann, über den Neutralbereich während der Extension nach innen, indem man sich der Rückkehr von der Flexion in den Neutralbereich durch leichtes Festhalten der Füße widersetzt. *Diese Phasen laufen synchron mit der Bewegung der Schädelknochen.*

Der Wechsel zwischen Flexion, Neutralbereich und Extension vollzieht sich jetzt deutlich weniger leicht.

Nach mehrmaligem Wiederholen hört die Bewegung schließlich ganz auf. Der Still-Point ist eingetreten.

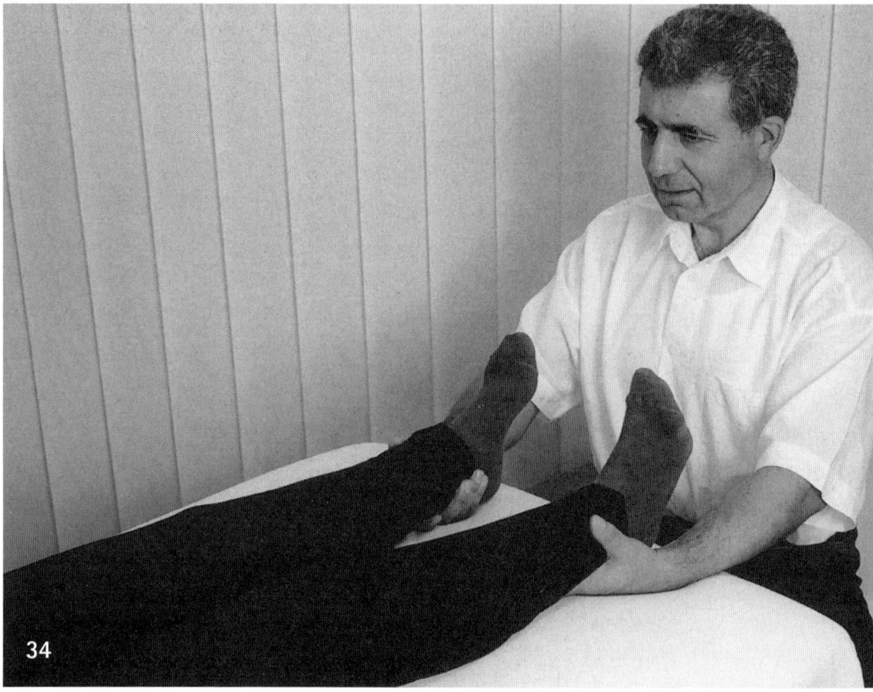

34

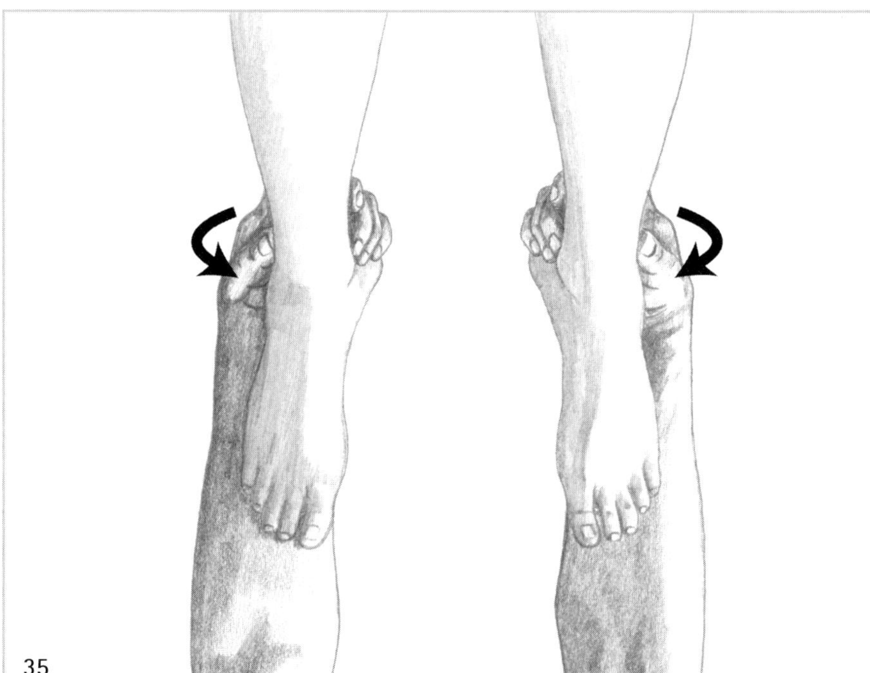

35

Abb. 34 und 35 Grifftechnik zur Induzierung des Ruhepunktes an den Füßen.

Weitere Bewegungsmuster am Fuß sind craniocaudale Bewegungen der Beine. Während ein Bein nach cranial zieht, schiebt sich das andere Bein nach caudal. Auch hier beobachtet man einen Rhythmus und vor allem können Restriktionen im Iliosacralgelenk erfasst werden.

Sutherland-Griff

LAGERUNG

- Patient liegt in Rückenlage.
- Therapeut steht lateral vom Patienten.

AUSFÜHRUNG

Kopfhand umfasst mit Mittelfinger und Daumen die beiden Flächen der Keilbeinflügel *(Abb. 36)*.
D2 und D3 der Fußhand sind hinter die letzten Zähne der oberen Zahnreihe gehakt.

MOBIMIENTO

Traktion des gesamten Gesichtsschädels nach ventral.

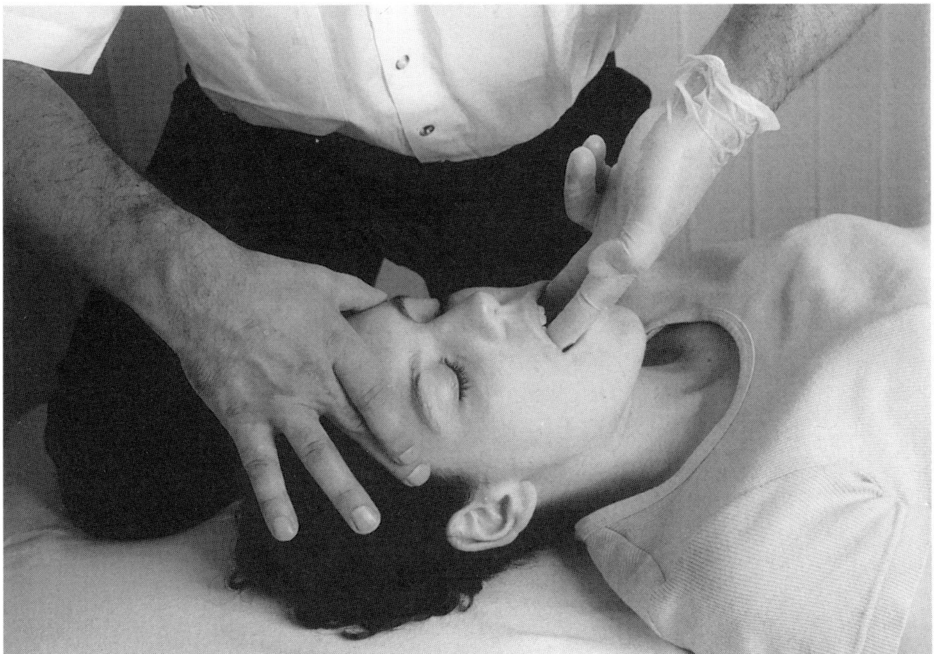

Abb. 36 Darstellung des Sutherland-Griffs.

CV4-Technik

Die Bezeichnung dieser Technik leitet sich aus dem V für Ventrikel, V-Stellung der Daumen und die 4 für 4. Ventrikel sowie C für Cervico (bis hierhin reichen die Finger) ab.
Es handelt sich bei dieser Technik um einen der wirkungsvollsten Griffe der gesamten Craniosacral-Therapie, was durch die vielen Nervenzentren, die in den Wänden des 4. Ventrikels und in seiner Umgebung liegen, begründet ist.

LAGERUNG

- Patient liegt in Rückenlage.
- Therapeut sitzt am Kopfende der Liege.

AUSFÜHRUNG

Die Hände liegen wie beim Wasserschöpfen ineinander. Die Daumen bilden ein V (mit den Daumenspitzen als Spitze). Die Daumenballen befinden sich parallel zum Mastoid ca. 3 cm nach medio-dorsal, also medial am Occiput. Die Daumenspitzen liegen ca. auf dem 2.-3. Dornfortsatz der Halswirbelsäule, die Fingerspitzen ragen weiter die Halswirbelsäule hinab *(Abb. 37 bis 39). Die Suturen des Hinterhauptbeines sollen nicht berührt werden.*

MOBIMIENTO

Das Occiput verschmälert sich während der Extensionsphase und wird in der Flexion breiter.

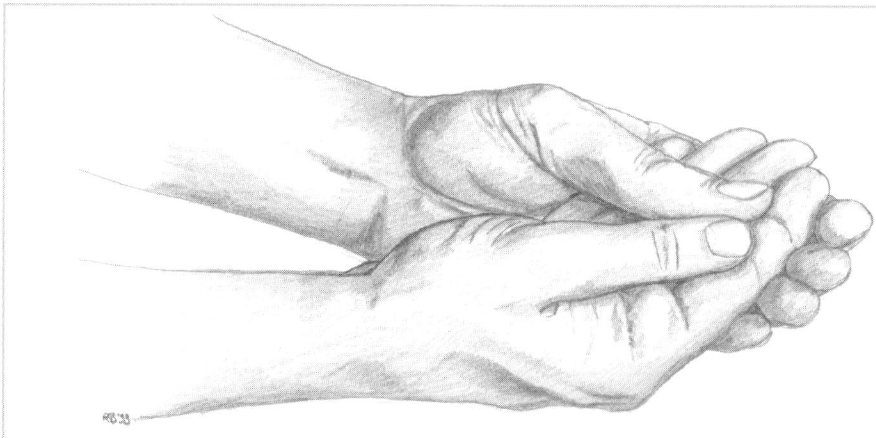

37

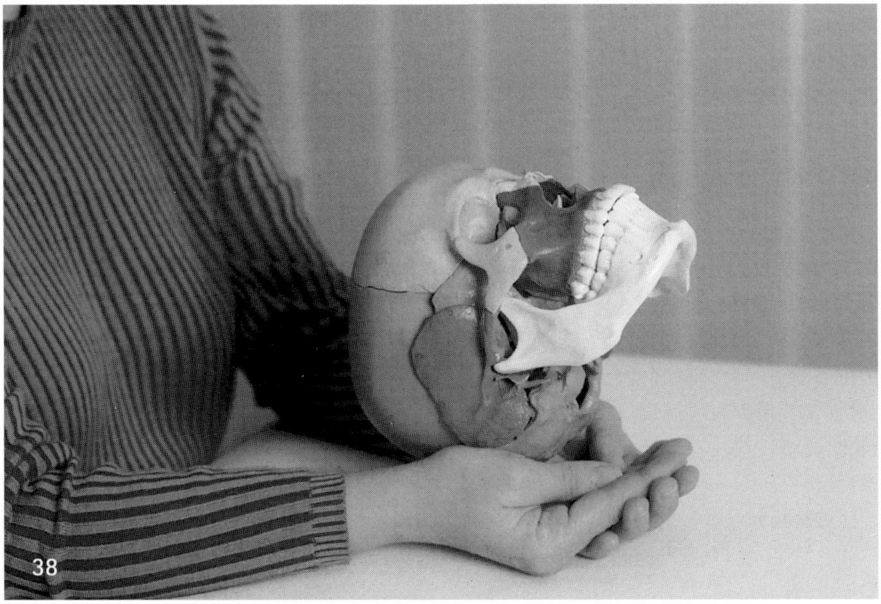

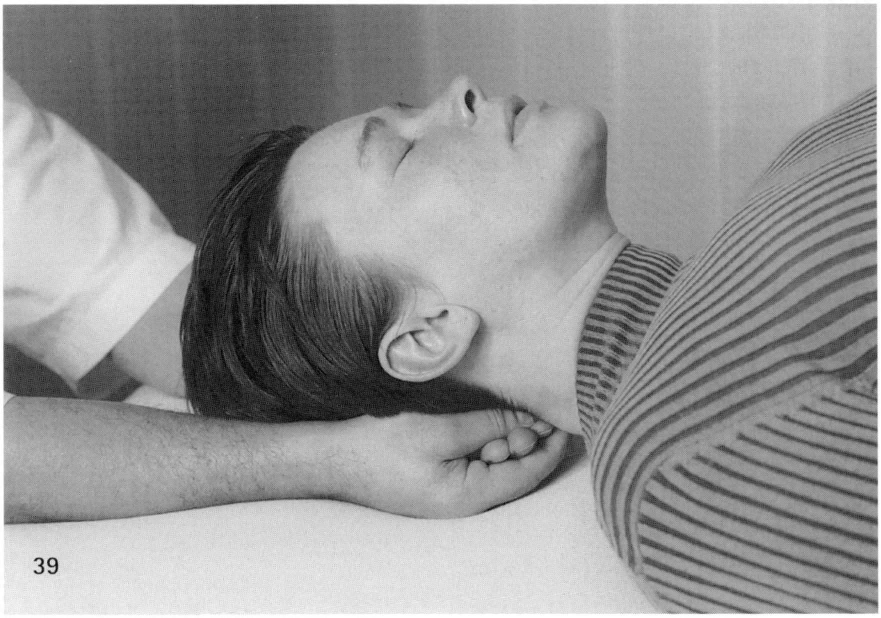

Abb. 37 bis 39 Die Stellung und Platzierung der Finger bei der CV4-Technik.

Wir folgen der Extensions- und Flexionsbewegung zuerst mit unseren Daumenballen, im weiteren Verlauf dieser Technik machen wir dann nur die Extensionsphase mit und halten diese Verschmälerung während der Flexion weiter und widersetzen uns so der Verbreiterung. Dadurch wird der Craniosacral-Rhythmus erst unregelmäßig und dann verlangsamt. Es kommt zu einem völligen Stillstand der Bewegung und der Still-Point wird ausgelöst.

Die Hinterhauptschuppen gleichen die Druckverhältnisse des Liquor cerebrospinalis aus. Durch die CV4-Technik wird ihre Anpassungsfähigkeit verringert, der hydraulische Druck der Intracranialflüssigkeit erhöht und dadurch auf alle zu Verfügung stehenden Wege umgeleitet. So wird eine enorme Anregung des Liquorflusses erreicht. Die Lymphpumpe wird angeregt, und es kommt zu einer Steigerung der Gewebe- und Flüssigkeitsbewegung im gesamten Körper.

Indikationen:

- Hormonelle Störungen (Lage der Hypophyse)
- Depressionen
- Wehenkontrolle
- Lymphstauungen
- Druckausgleich der intracranialen Flüssigkeit
- Bandscheibenvorfälle
- Wirbelsäulenschäden
- Sinusitiden
- Arthritische Veränderungen
- Stressreduzierung
- Verbesserung bei Sehstörungen
- Hörstörungen
- Migräne
- physische u. psychische Traumen
- cerebrale Bewegungsstörungen
- Apoplexien (mit Ausnahme des durch Hochdruck bedingten Schlaganfalls).

Kontraindikationen:

- Hypertonie
- Aneurysmen
- Intracraniale Blutungen
- Frakturen der Schädelbasis
- Einnahme von Antihypertonika.

Energiezuführungstechnik

LAGERUNG

- Patient liegt in Rückenlage.
- Therapeut steht lateral vom Patienten.

AUSFÜHRUNG

Die Finger D2 und D3 liegen in etwas gespreizter Stellung auf der Sutur *(Abb. 40)*.
D2 der Fußhand wird im Mund des Patienten an den Gaumen geführt und zeigt in Richtung Restriktion.

Der Griff ist nicht nur zur Behandlung von Suturenrestriktionen, sondern auch zur Schmerzlinderung im Allgemeinen geeignet. Ich habe diese Technik unzählige Male auch bei Patienten im terminalen Stadium mit erstaunlichem Ergebnis, was die Schmerzlinderung betrifft, durchgeführt.

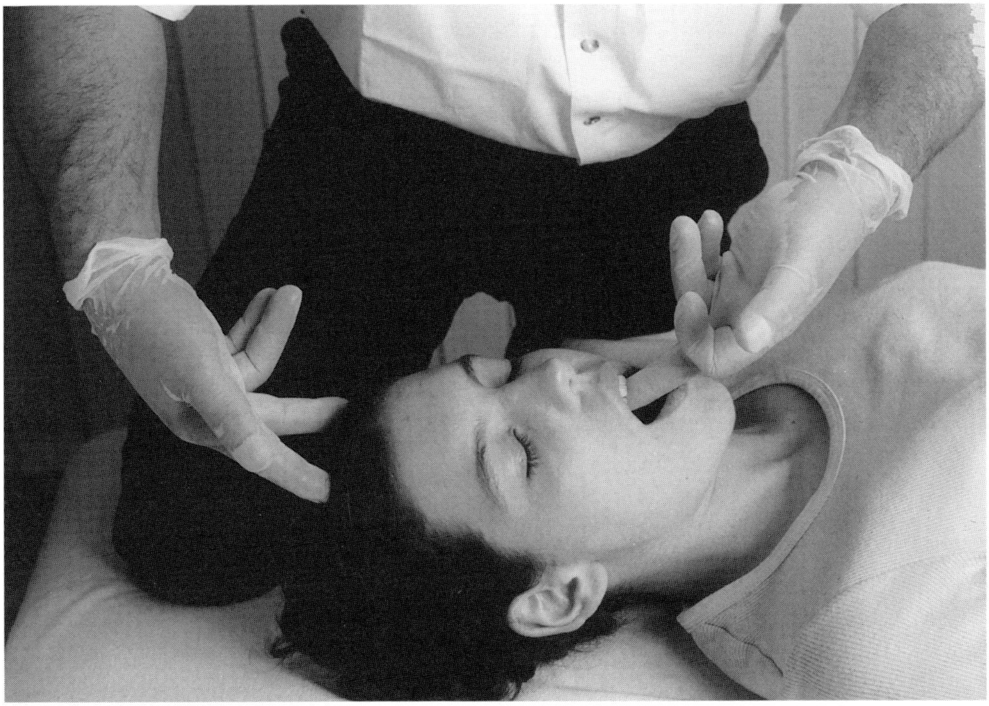

Abb. 40 Die Fußhand des Therapeuten arbeitet intravokal bei dieser Energiezuführungstechnik.

Schädelbasis

Aufbau der Schädelbasis *(Abb. 41 und 42)*

Die Schädelbasis besteht aus folgenden Knochen

- Os ethmoidale
- Partes orbitales des Os frontale
- Os sphenoidale
- Pars petrosa und Pars mastoidea des Os temporale
- Os occipitale
- Spina frontale des Os frontale.

Die für den Craniosacraltherapeuten wichtigste Struktur ist die Synchondrosis sphenobasilaris, die ab dem 13. Lebensjahr verknöchert, aber ihre Flexibilität bis ins hohe Alter behält. Dieses Gelenk fängt die Extension und Flexion der Schädelbasis auf.
Unterhalb der Sella turcica bildet die Schädelbasis einen leicht konkaven Winkel. Dieser Winkel beträgt ca. 117,7 Grad. In der Flexionsbewegung bewegt sich die Schädelbasis nach cranial, und der untere Winkel verkleinert sich. Dabei wird der obere Winkel größer. Während der Extension ist es umgekehrt. Die anderen Schädelknochen passen sich den Bewegungen des Sphenobasilargelenkes an, da die Knochen der Schädelbasis weniger elastisch sind. Störungen im Bereich der Schädelbasis haben Auswirkungen auf das gesamte craniosacrale System.

Funktionsstörungen an der Schädelbasis

Die meisten Störungen an der Schädelbasis sind laut Sutherland ossär bedingt. Wir müssen uns klar machen, dass es sich bei dem Sphenobasilargelenk um eine Synchondrose und nicht um eine Symphyse handelt. Man geht davon aus, dass die hier stattfindenden Bewegungen meistens durch Scherkräfte initiiert sind. Handelt es sich um unharmonische Bewegungen, werden sie durch eine abnorme Weichteilspannung hervorgerufen, z. B. Duralmembranspannungen. Auch knöcherne Strukturen können ein solches Fehlmuster der Immobilität einer Sutur und dadurch eine

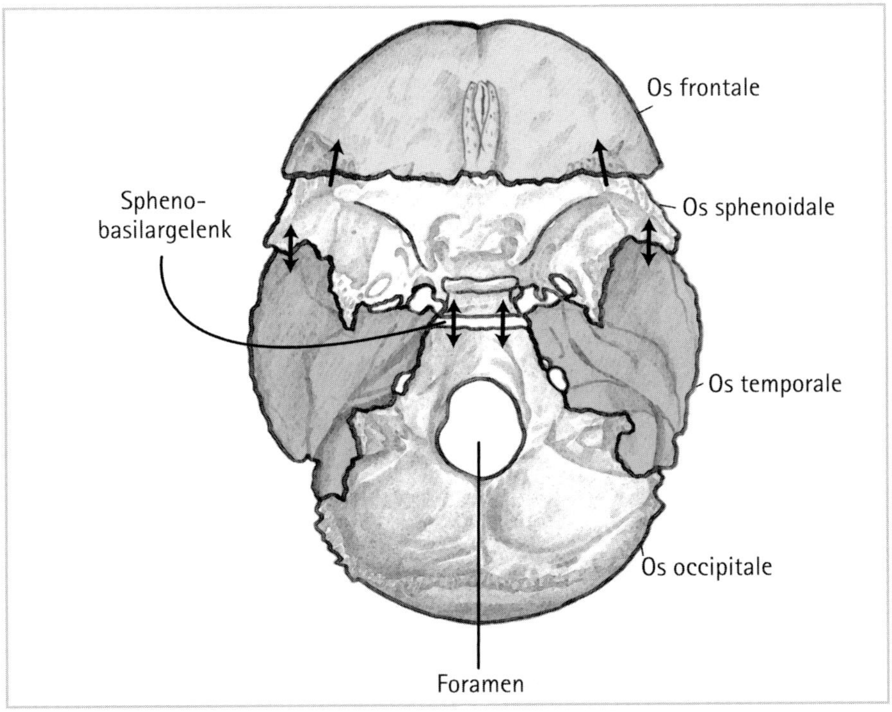

Abb. 41 Modell der Schädelbasis.

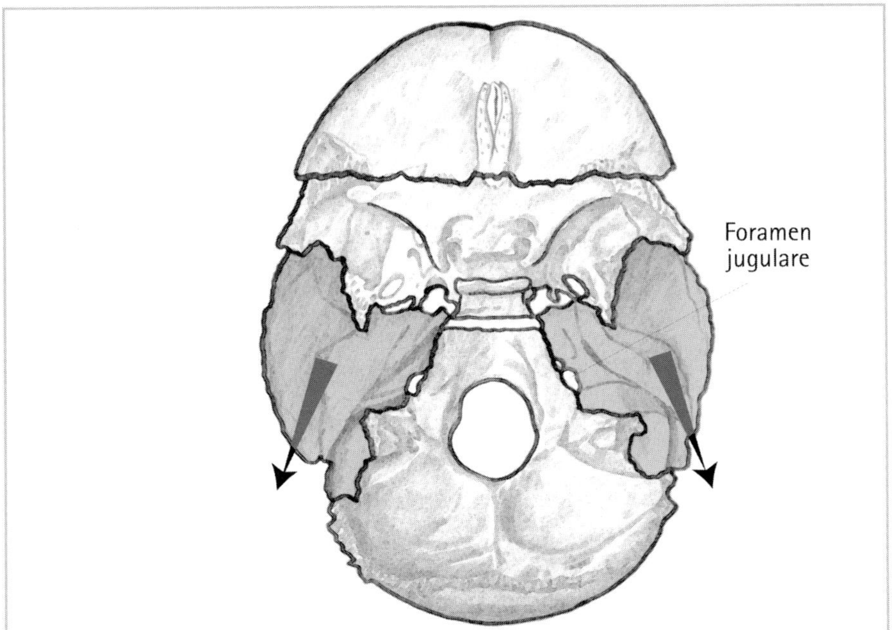

Abb. 42 Richtung, in der das Foramen jugulare dekomprimiert werden kann.

Funktionsstörungen der Schädelbasis verursachen. Kommen eine oder mehrere Suturenstörungen ins Spiel, ergibt sich dadurch eine abnorme Spannung im Membransystem und damit eine Restriktion in der Schädelbasis.

Diagnostiziert man eine Funktionsstörung im cranio-sacralen System, so versucht man sie über craniale Techniken zu beseitigen. Gelingt es nicht oder ist die Besserung nur vorübergehend, so kann die Ursache außerhalb

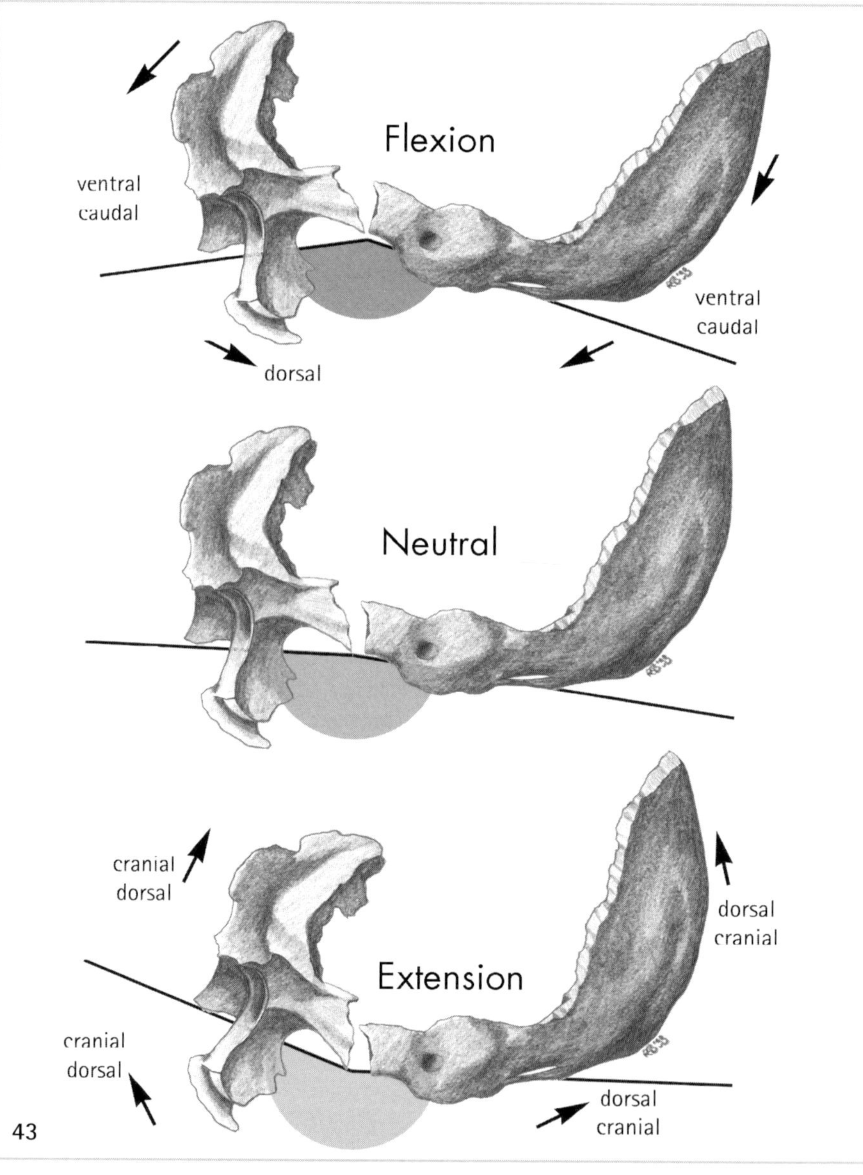

43

des cranialen Systems liegen. Beispielsweise können die unteren Extremitäten oder, was sehr häufig vorkommt, der Bauchraum mit seinen Organstörungen die Ursache sein. Eine abnorme Flüssigkeitsdynamik oder Metallunverträglichkeit im Zahnbereich können eine Störung an der Schädelbasis verursachen. Querdenken in diesen Fällen und das Hinzuziehen eines biologisch denkenden Zahnarztes mit Erfahrung in der Materialtestung sowie eines Klassischen Homöopathen zur Entgiftungstherapie sind heute unerlässlich.

Fehlstellungen des Sphenobasilargelenks *(Abb. 43 und 44)*

- Kompression
- Separation
- Lateral-Strain links/rechts
- Superior-vertical Strain
- Inferior-vertical Strain
- Seitneigung links konvex / rechts konvex
- Torsion links / rechts.

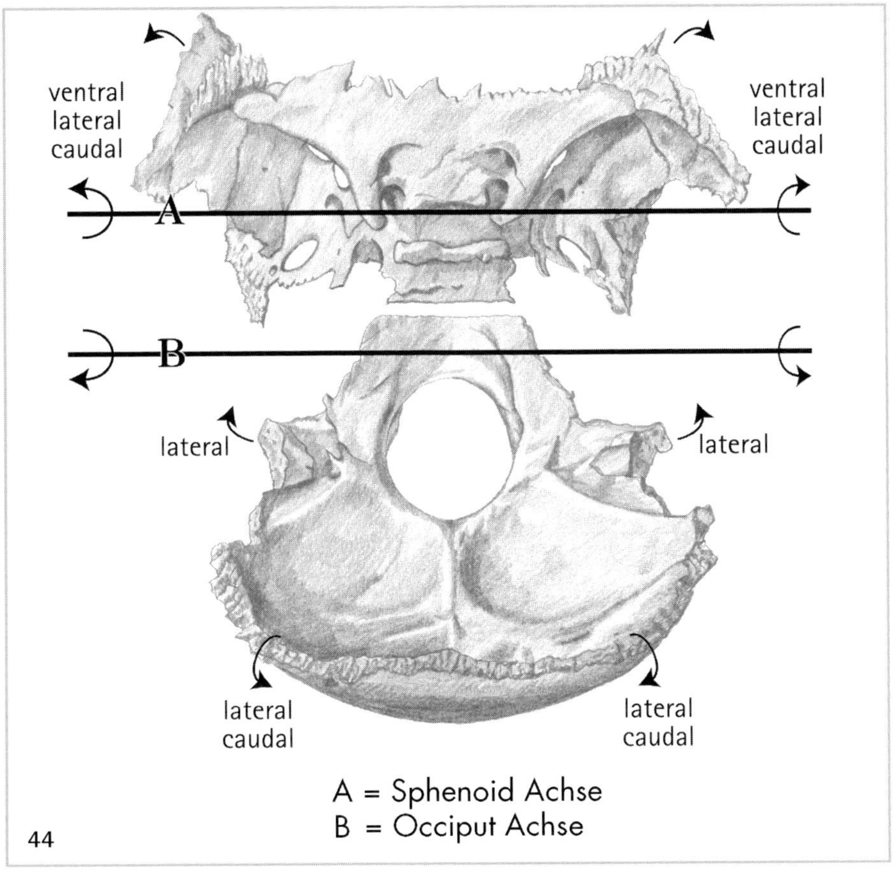

Abb. 43 und 44 Darstellung der physiologischen Stellungen des Sphenobasilargelenks.

Kompression *(Abb. 45)*

Die Rückseite des Corpus sphenoidale und die Basis des Os occipitale sind komprimiert. Es handelt sich um die schwerstmögliche Störung.

Symptome

- ausgeprägte Stoffwechselstörungen
- schwere neuropsychiatrische Störungen: Autismus, Suizidneigung, Depressionen.

Separation *(Abb. 46)*

Hier besteht eine Vergrößerung des Gelenkspaltes. Sphenoid und Occiput entfernen sich voneinander.

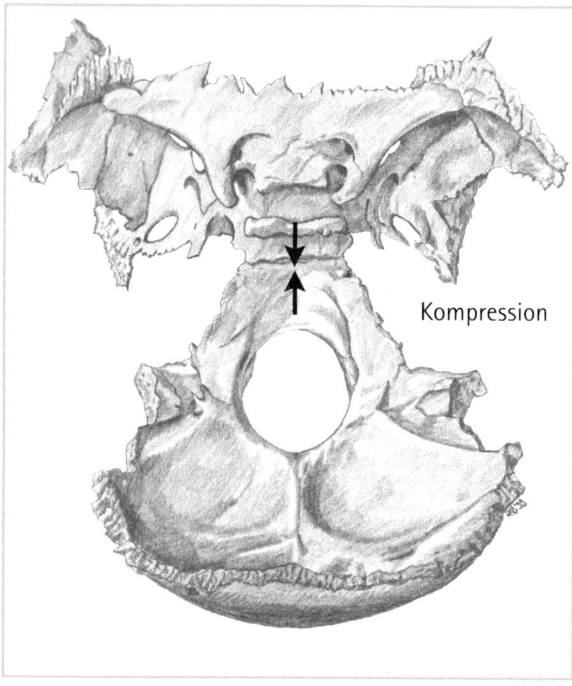

Abb. 45 Kompression des Spheno-basilargelenks.

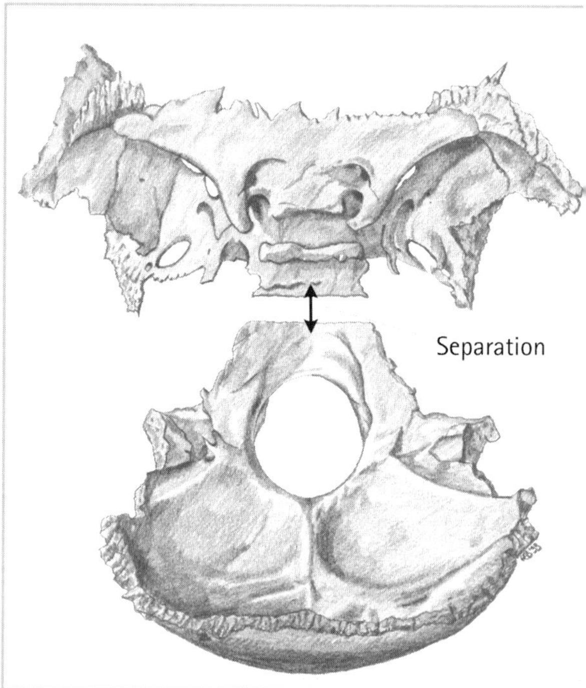

Abb. 46 Separation des Sphenobasilargelenks.

Symptome

- vegetative Störungen
- psychische Instabilität
- wiederkehrende Restriktionen in benachbarten Suturen.

Lateral Strain *(Abb. 47, 48)*

Der hintere Teil des Keilbeinkörpers ist in Beziehung zum Os occipitale nach lateral verschoben. Eine Verschiebung ist nach rechts und links möglich.

Symptome

- Migräne
- Sehstörungen
- Schwindel
- Lernstörungen
- psychische Störungen.

Abb. 47 Die Lateral-Verschiebungen des Sphenobasilargelenks nach rechts.

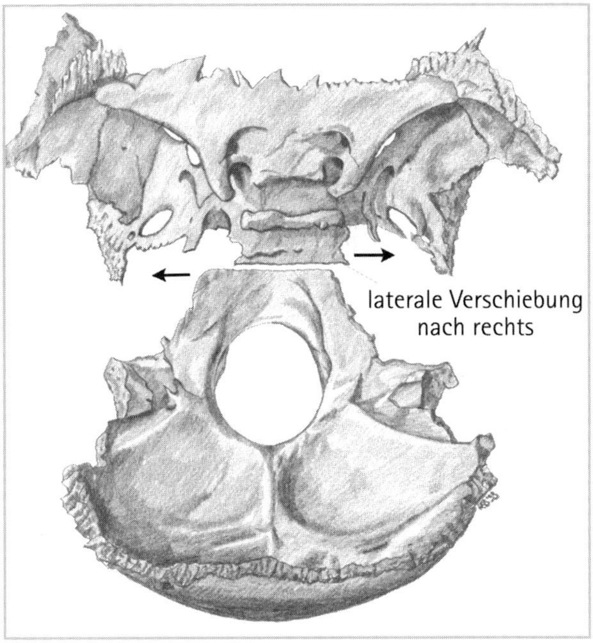

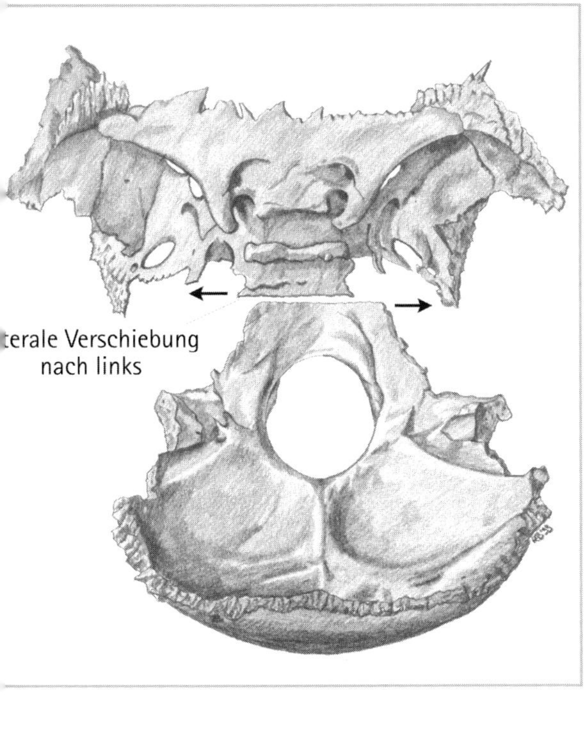

Abb. 48 Die Lateral-Verschiebungen des Sphenobasilargelenks nach links.

Superior-vertical Strain *(Abb. 49)*

Das Sphenoid führt eine Flexion, das Occiput eine Extension aus.

Inferior-vertical Strain *(Abb. 50)*

Das Sphenoid führt eine Extension, das Occiput die Flexion aus.

Symptome

- Kiefergelenksdysfunktion
- Hormonstörungen
- Migräne
- Sehstörungen
- starke psychische Veränderungen
- Allergien
- Sinusitiden
- Gleichgewichtsstörungen, Hörstörungen *(sollen häufig beim superior-vertical Strain auftreten, da sich hier das Os temporale in Innenrotation befindet).*

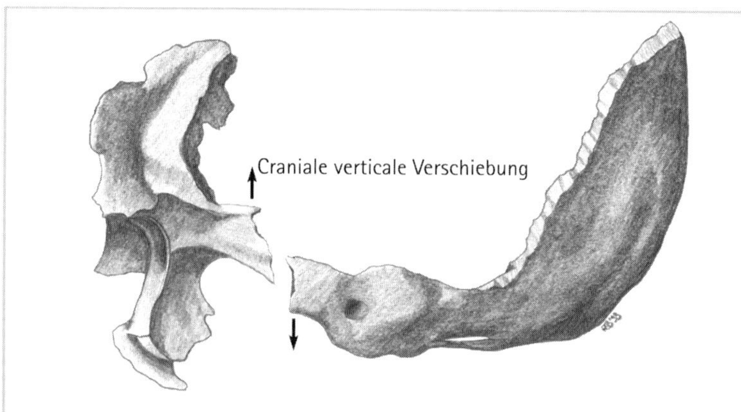

Abb. 49 Verschiebungen des Sphenobasilargelenks in der Senkrechten nach cranial.

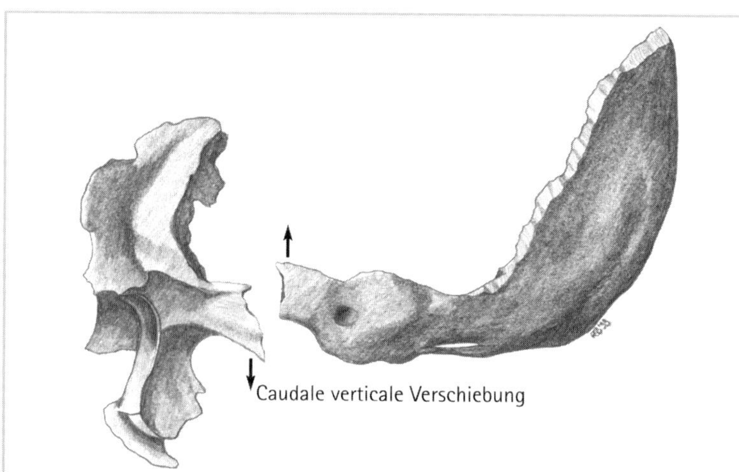

Abb. 50 Verschiebungen des Sphenobasilargelenks in der Senkrechten nach caudal.

Seitneigung links/rechts *(Abb. 51 und 52)*

Der Abstand vom Os sphenoidale zum Os occipitale ist an einer Seite der Synchondrosis sphenobasilaris vergrößert, während er auf der gegenüberliegenden Seite verringert ist.

Symptome

- Migräne
- Tinnitus
- Hormonstörungen
- psychische Veränderungen.

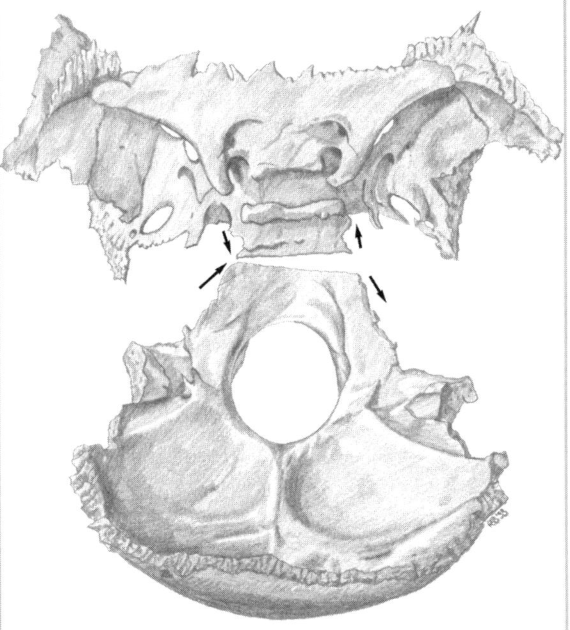

Seitneigung mit Konvexität rechts

Abb. 51 Fehlstellungen des Sphenobasilargelenks mit Seitneigung rechts.

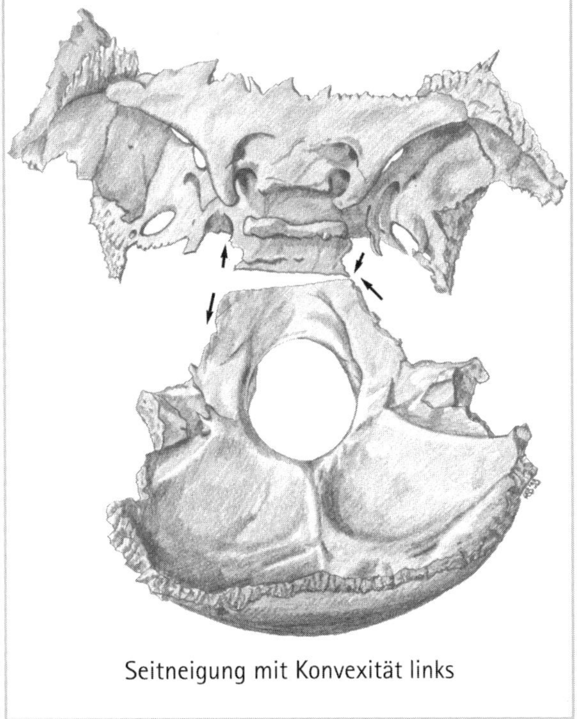

Seitneigung mit Konvexität links

Abb. 52 Fehlstellungen des Sphenobasilargelenks mit Seitneigung links.

Torsion *(Abb. 53 und 54)*

Das Sphenoid und das Os occipitale rotieren entgegengesetzt um die von anterior nach posterior durch die Synchondrosis sphenobasilaris verlaufende Achse.

Symptome

- Skoliosen
- starke Kopfschmerzen
- Sinusitis
- Allergien
- Lernstörungen
- Legasthenie
- Muskel- und Nervenentzündungen.

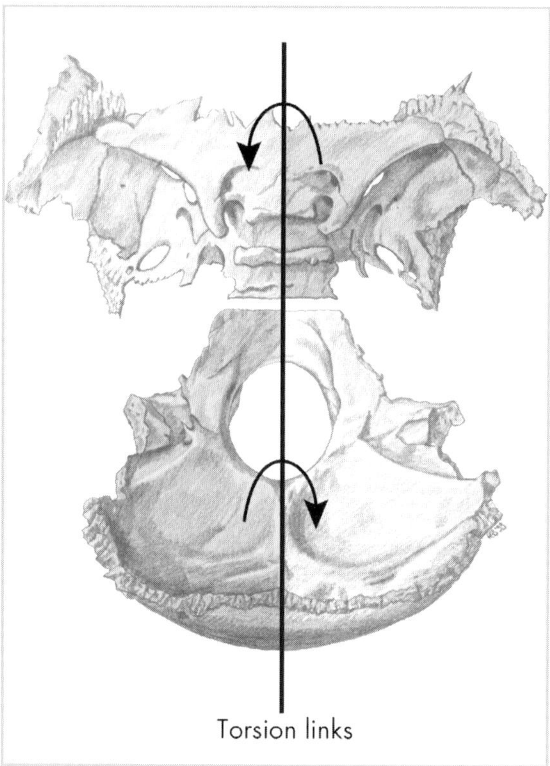

Abb. 53 Torsionen des Sphenobasilargelenks nach links.

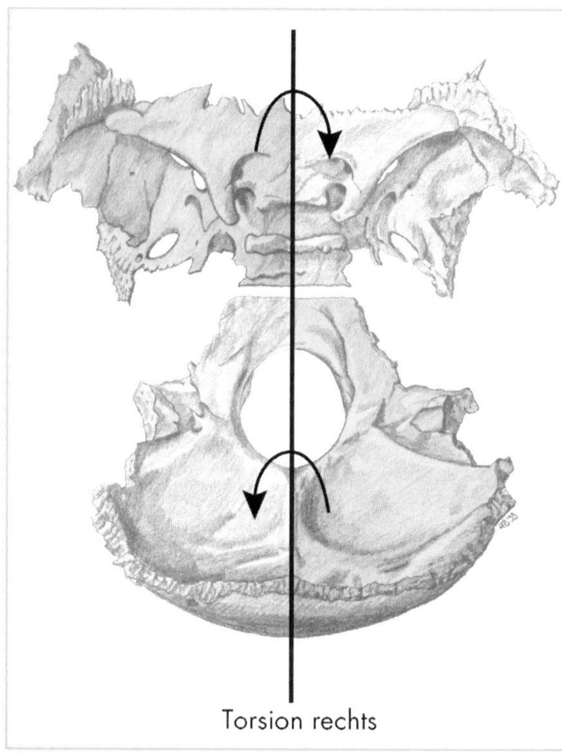

Abb. 54 Torsionen des Sphenobasilargelenks nach rechts.

Hirnschädel – anatomische Grundlagen und Behandlung

Der Schädel besteht aus 22 Knochen und den Gehörknöchelchen.
Paarig angeordnete Knochen:

- Os temporale
- Os parietale
- Os zygomaticum
- Os nasale
- Os lacrimale
- Concha nasalis inferior
- Maxilla
- Os palatinum.

Unpaarig angeordnete Knochen:

- Os frontale
- Os sphenoidale
- Os ethmoidale
- Vomer
- Mandibula
- Os occipitale.

Der horizontale Teil des Os frontale, das Os ethmoidale, das Sphenoid, die Pars petrosa der beiden Ossa temporalia und Basis des Occiput bilden die Schädelbasis.
Zwischen dem vorderen Teil des Occiput und dem hinteren Teil des Sphenoid liegt das Sphenobasilargelenk, das aus knorpelartigem Knochenmaterial besteht, also flexibel ist. Dieses Gelenk fängt die Flexionen und Extensionen der Schädelbasis auf. *Hier entstehen auch die verschiedenen Restriktionen, von denen die Schwerwiegendsten die cranial-vertikalen*

und die caudal-vertikalen sind. Bei der cranial-vertikalen Restriktion kommt es zu einem Extensionsschädel, bei der caudal-vertikalen zu einem Flexionsschädel.

Ein sogenanntes »inneres Gelenk« wird durch die spinale Duralmembran gebildet. Sie ist innerhalb des Rückenmarkkanals relativ beweglich und überträgt die Bewegung zwischen Occiput und Sacrum auf die Knochen des Schädels und des übrigen Skelettsystems.

Os occipitale

Verbindungen des Os occipitale

- Os sphenoidale
- Os parietale
- Os temporale
- Atlas.

Besonderheiten

Das Os occipitale bildet das Foramen magnum und eine Grube für die Medulla oblongata. Zusammen mit dem Os sphenoidale bildet es das Sphenobasilargelenk. Die Verbindung zum Atlas wird als craniocervicaler Übergang beschrieben. Hier befindet sich die sogenannte Kopfgelenkkapsel. Die Funktion dieser anatomischen Struktur ist von besonderer Bedeutung bei der Behandlung des KISS-Syndroms. Wichtig ist auch die Verbindung zum Os temporale, da hier der Sitz des Foramen jugulare ist. Hier ist die Durchtrittsstelle der Hirnnerven IX, X, XI sowie der V. jugularis.

Beteiligte Hirnnerven und Hirnareale

- Hinterhauptlappen und Kleinhirn
- Medulla oblongata mit Atem- und Kreislaufzentrum
- Decussatio pyramidum
- 4. Ventrikel
- N. oculomotorius
- N. trochlearis
- N. trigeminus
- N. abducens
- N. facialis
- N. glossopharyngeus
- N. vagus
- N. accessorius
- N. hypoglossus

- Rami meningei der Aa. vertebrales
- Ramus meningeus n. vagi für den Sinus transversus und die Falx cerebelli.

Fronto-occipitale Technik

LAGERUNG

- Patient liegt in Rückenlage.
- Therapeut steht am Kopfende der Liege an einer Ecke.

AUSFÜHRUNG

Die ganze Kopfhand hat Kontakt von cranial mit dem Occiput.
Die Fußhand liegt auf dem Os frontale von caudal und hat Kontakt mit den Thenaren. *(Abb.55)*

MOBIMIENTO

Der Therapeut kann einen Fluktuationsdruck ausüben.

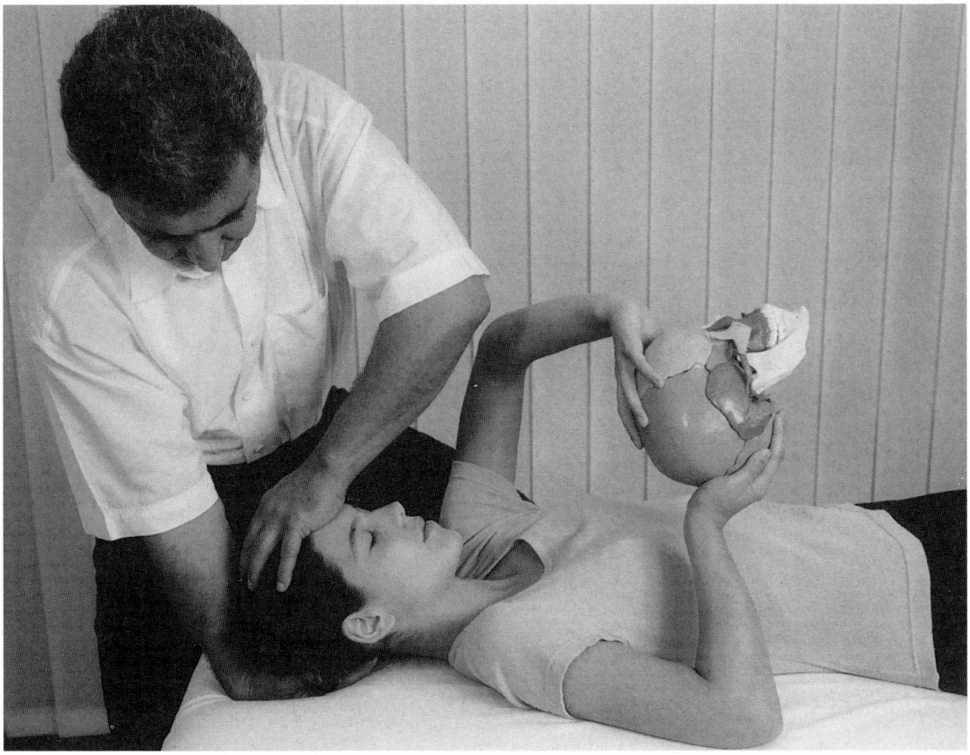

Abb. 55 Darstellung der Fronto-occipital-Technik.

VORSTELLUNG

Man hat einen Luftballon zwischen beiden Händen und erzeugt unter Kontraktion und Distraktion des Ballons eine Extension mit imaginärer Retroflexion.

WIRKUNG

- Auf die Hirnventrikel
- Abfluss des intracraniellen venösen Blutes über das Foramen jugulare
- Entspannung der Falx und des Tentorium cerebelli (Membrantechnik).

Technik zur Entspannung des Foramen magnum

LAGERUNG

- Patient liegt in Rückenlage.
- Therapeut sitzt am Kopfende des Patienten.

AUSFÜHRUNG

Das Occiput liegt in beiden Händen des Therapeuten. Die Fingerspitzen von D2 – D5 liegen zwischen Occiput und Atlashinterbogen *(Abb. 56 und 57)*.
Dazu ist es wichtig, dass die Fingerspitzen durch Beugen auf die gleiche Höhe gebracht werden.

VORSTELLUNG

Drehen der Condylen um eine Querachse.

WIRKUNG

Hier wird unter anderem die hintere Occipital-Zisterne entleert, und es kommt zu einer Entspannung bzw. Entlastung des Foramen magnum.

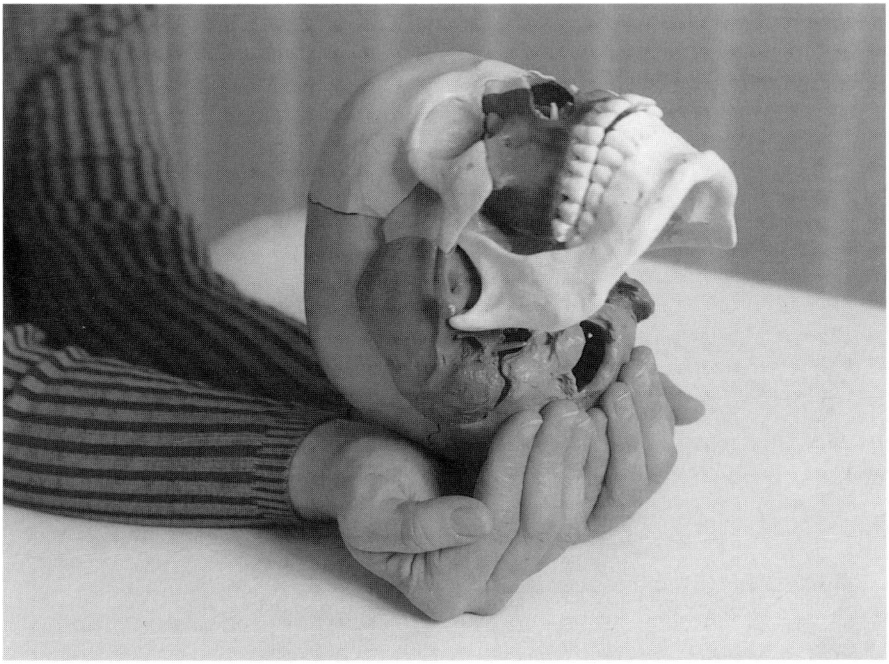

56

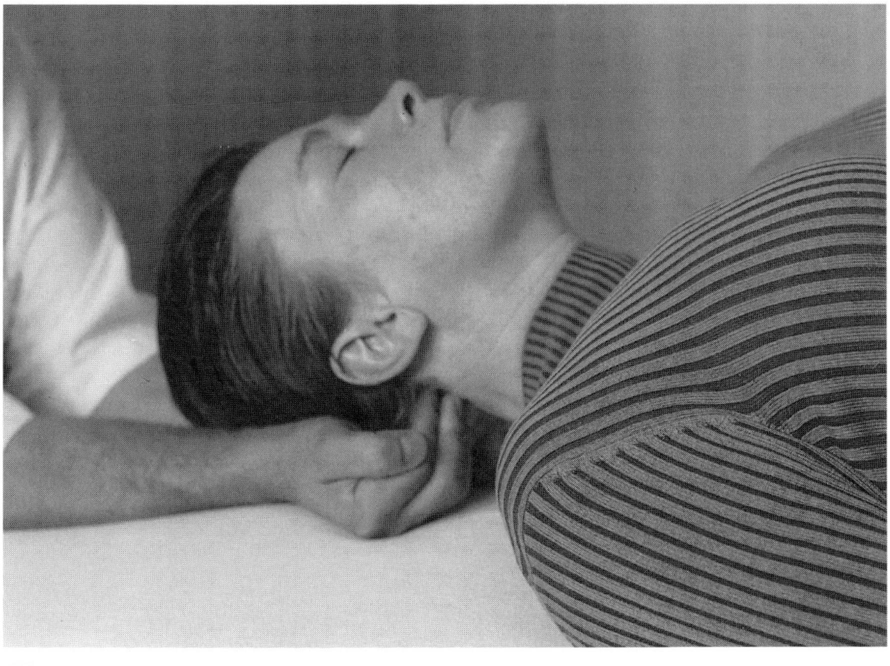

57

Abb. 56 und 57 Platzierung der Finger zur Entspannung des Foramens magnum.

Kombinationstechnik für Os frontale und Os occipitale

LAGERUNG

- Patient liegt in Rückenlage.
- Therapeut sitzt seitlich am Kopfende der Liege.

AUSFÜHRUNG

Die Fußhand umfasst das Os occipitale, die Kopfhand liegt auf dem Os frontale *(Abb. 58 und 59).*

Sinnvoll ist es, sich erst auf die Bewegung eines Knochens zu konzentrieren. Hat man diese Bewegung aufgenommen, richtet man die Sinne auf den zweiten Knochen. Dann erfasst man das Zusammenspiel dieser beiden Knochen.

Es kommt zu einem Pumpmechanismus durch Extension und Flexion des Schädels. Dies macht möglicherweise die günstige Beeinflussung des Abflusses innerhalb der Ventrikel aus.
Diese Technik gilt als Alternative zum CV4 Griff, wenn dieser kontraindiziert ist. Allerdings werden hier alle 4 Ventrikel beeinflusst, während bei der CV4 Technik der 4. Ventrikel spezifischer stimuliert wird.

Os frontale

Verbindungen des Os frontale

- Os sphenoidale
- Os parietale
- Os nasale
- Maxilla
- Os lacrimale
- Os zygomaticum.

Besonderheiten

Das Os frontale bildet das Dach der Orbita. Hier befinden sich die Stirnhöhlen und die Sutura metopica. Eine weitere Besonderheit ist es, dass es sich um einen unpaarigen Knochen handelt, osteopathisch wird er jedoch als paariger Knochen behandelt. Das erklärt sich durch die relativ große Beweglichkeit, die durch die Sutura metopica möglich ist. Im Alter von ca. sieben Jahren verknöchert die Sutura, was jedoch keinen Einfluss auf die vorhandene Beweglichkeit im osteopathischen Sinn hat.

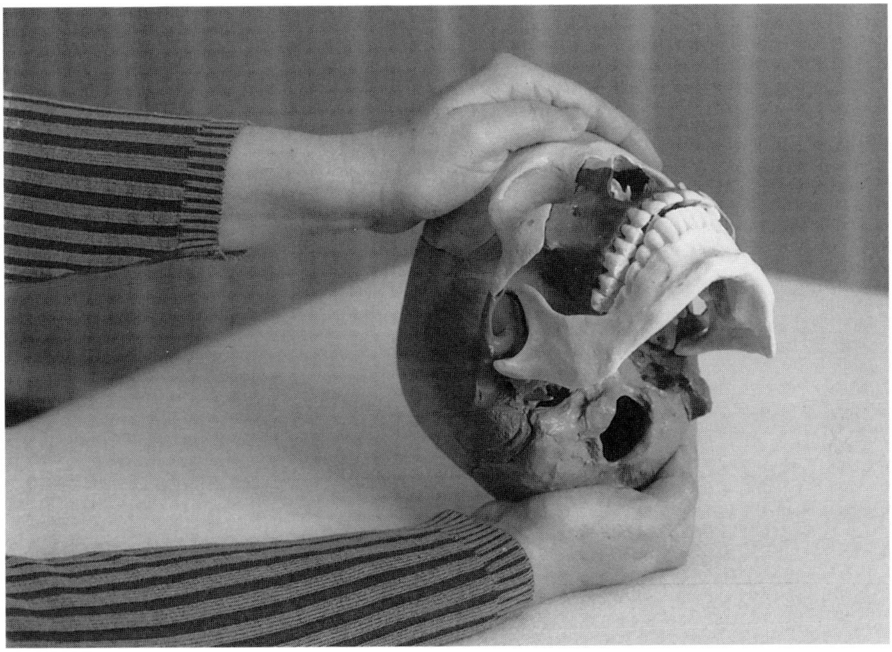

58

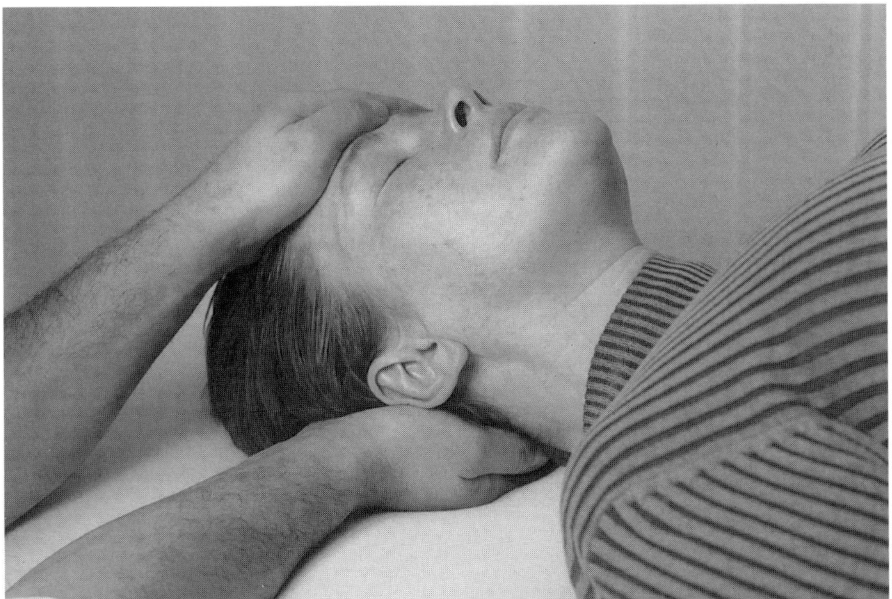

59

Abb. 58 und 59 Darstellung der Kombinationstechnik für das Os frontale und das Os occipitale.

Beteiligte Hirnnerven und Hirnareale

- Lobus frontalis
- N. supraorbitalis
- N. lacrimalis
- N. ethmoidalis anterior und posterior.

Dekompression des Os frontale

Entwicklungsgeschichtlich handelt es sich bei dem Os frontale um einen zweigeteilten Knochen, der im Laufe der Entwicklung in der Mitte verknöchert ist. Auf diese Verknöcherungslinie bezieht sich die folgende Technik.

LAGERUNG

- Patient liegt in Rückenlage.
- Therapeut sitzt am Kopfende des Patienten.

AUSFÜHRUNG

D2 bis D5 liegen ca. 1 cm nach lateral von der Mittellinie des Os frontale entfernt. D2 liegt etwas unterhalb der Haargrenze. D2 bis D5 liegen aneinander *(Abb. 60)*.

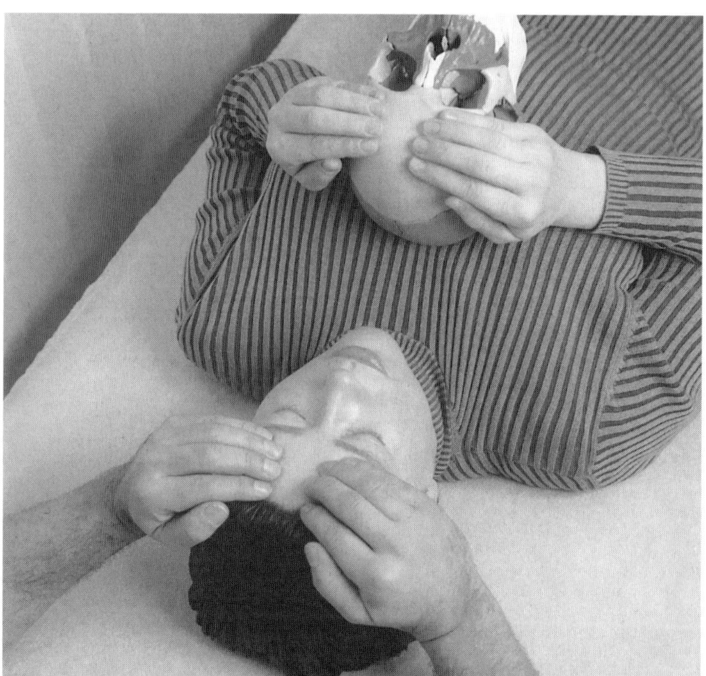

Abb. 60 Durchführung der Technik zur Dekompression des Os frontale.

MOBIMIENTO

Von medial aus bewegen sich die beiden Teile des Os frontale entgegengesetzt nach cranial und caudal, um dann während der Flexion nach lateral und während der Extension nach medial zu ziehen.

INDIKATIONEN

- Sinusitiden (direkte Wirkung auf Stirnhöhlen)
- Entspannung der Falx cerebri.

Ein Teil der Falx cerebri verläuft über das Foramen caecum, die Crista frontalis und über die Ränder des Sulcus sinus sagittalis superior des Os frontale.

Traktion des Os frontale

LAGERUNG

- Patient liegt in Rückenlage.
- Behandler sitzt am Kopfende des Patienten.

AUSFÜHRUNG

Die Thenaren beider Hände haben seitlichen Kontakt mit dem Os frontale. Die Finger D2 – D5 sind ineinander verschränkt *(Abb. 61)*. Die Ellen-

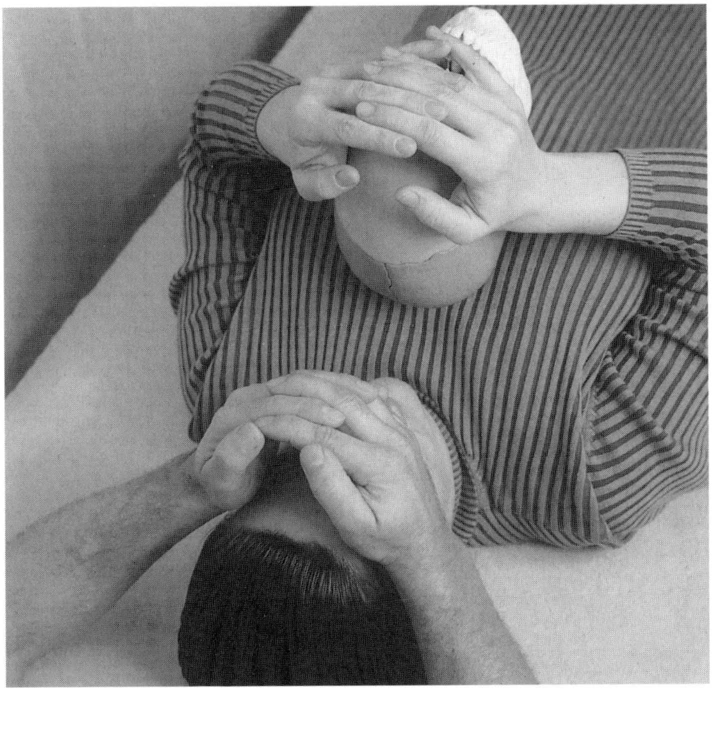

Abb. 61 Technik zur Traktion des Os frontale.

bogen des Therapeuten sind auf die Liege gestützt. Die beiden Mittelhände und Finger bilden ein Quadrat mit dem Os frontale als unterer Seite.

MOBIMIENTO

Das Os frontale wird imaginär nach ventral gehoben.
Es kommt zu einer Neigung nach cranial und caudal. Dabei werden die Suturen gelöst.

Anhebung des Os frontale

LAGERUNG

- Patient liegt in Rückenlage.
- Therapeut sitzt am Kopfende der Liege.

AUSFÜHRUNG

Die Kuppen von D4 werden in das Grübchen am lateralen Ende der Augenbraue platziert. D3 und D2 liegen auf dem Os frontale im Bereich der Medio-Pupillar-Linie. D1 liegt nahe der Sutura coronaria *(Abb. 62)*. Die Anhebung erfolgt nur durch D4. Die anderen Finger nehmen leichten Kontakt.

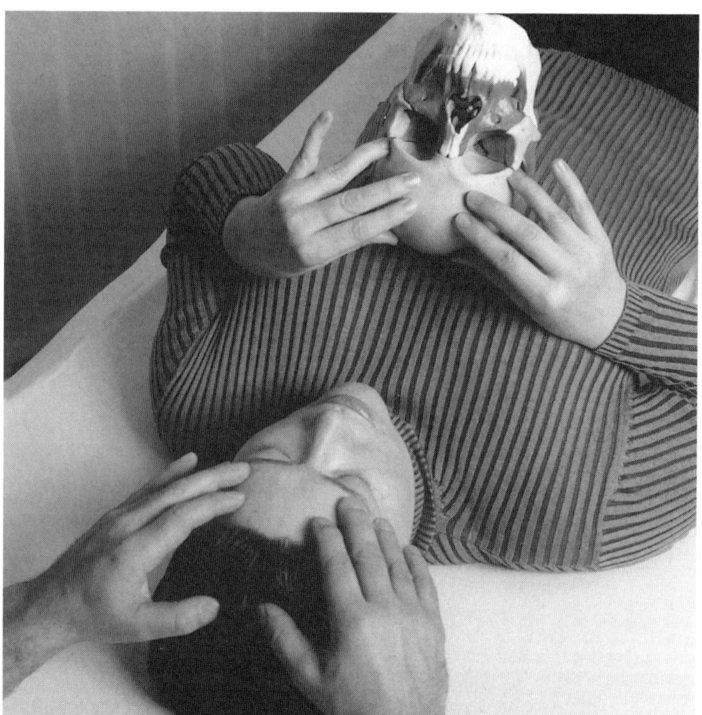

Abb. 62 Fingerplatzierung zur Anhebung des Os frontale.

Folgende Suturen werden mit dieser Technik gelöst:

- Sutura coronaria
- Sutura sphenosquamosa
- Sutura frontonasalis
- Sutura frontomaxillaris
- Sutura frontolacrimalis
- Sutura frontozygomatica.
- Indirekt wird die Sutura metopica beeinflusst.

Es ist eine der wichtigsten Grifftechniken zur Entlastung des Os sphenoidale.

Os temporale

Verbindungen des Os temporale

- Os occipitale
- Os sphenoidale
- Os parietale
- Os zygomaticum
- Os mandibulare.

Besonderheiten

Als besonders wichtig sind hier die Kapsel des Kiefergelenks und der Sitz des Hör- und Gleichgewichtsorgans zu nennen. Das endolymphatische System zeigt eine Verbindung zu der Schädelflüssigkeit, und die Craniosacrale Therapie kann z. B. bei Schwindel ohne organische Ursache und auch beim Tinnitus als Mittel der Wahl angesehen werden.
An der Innenseite des Os temporale ist eine Befestigungsstelle des Tentorium cerebelli, dessen Spannungszunahme hier sofort das Foramen jugulare beeinträchtigt und somit die Durchblutungssituation des gesamten Schädels negativ beeinflusst. Der venöse Rückstrom verursacht heftige Turbulenzen, die den intracranialen Druck verändern können.

Ebenfalls scheint hier ein Steuerungsmechanismus des autonomen Herzrhythmus untergebracht zu sein, da viele funktionelle Herzprobleme sich von hier aus unmittelbar beeinflussen lassen.

Beteiligte Hirnnerven und Hirnareale:

- Lobus temporalis
- Kleinhirn
- N. oculomotorius
- N. intermedius
- Ganglion geniculi
- N. vestibulocochlearis

- N. trochlearis
- N. trigeminus
- Ganglion trigemini
- N. abducens
- N. facialis
- N. glossopharyngeus
- N. vagus
- N. accessorius
- N. petrosi majores und minores
- Fasern des Parasympathicus.

Einseitige Ohrzugtechnik in Seitenlage

LAGERUNG

- Patient liegt in der Seitenlage *(Kopf mit Nackenkissen unterstützen, Beinkeil zwischen die Unterschenkel legen).*
- Therapeut steht seitlich dorsal vom Patient.

AUSFÜHRUNG

Die Kopfhand nimmt von dorsal mit D2 – D5 Kontakt mit dem Os parietale, D1 liegt auf dem Occiput *(Abb. 63).*

D1 und D2 der Fußhand umfassen die Ohrmuschel. Der Unterarm des Therapeuten ruht auf der Schulter des Patienten. Oft genügt die Atembewegung des Patienten, die auf den Unterarm des Therapeuten übertragen wird, zur Traktion.

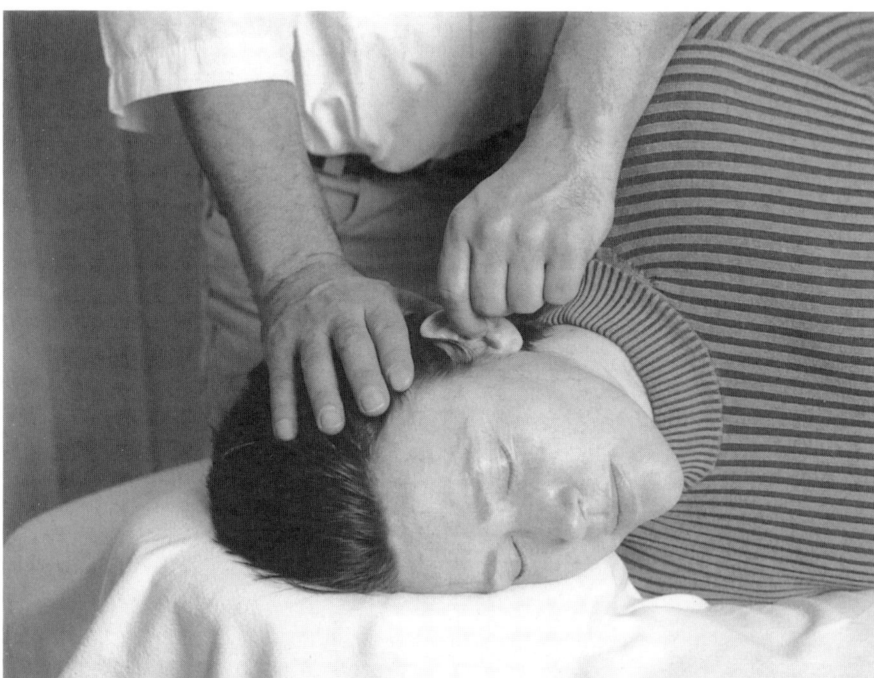

Abb. 63 Die einseitige Ohrzugtechnik.

Es ist darauf zu achten, dass die Sutura lamboidea und temporo-parietale frei sind.

WIRKUNG

Hier kommt es zu einer optimalen Entlastung der Sutura temporo-parietale und temporo-occipitale mit Entlastung des Foramen jugulare.

Ohrzug-Technik zur Behandlung der Os temporale

LAGERUNG

- Patient liegt in Rückenlage.
- Therapeut steht am Kopfende der Liege.

AUSFÜHRUNG

Die Unterarme des Therapeuten liegen auf der Liege, wobei die Handgelenke im Winkel von ca. 90 Grad parallel neben dem Kopf des Patienten liegen. Die beiden Daumenkuppen sind in die Ohrmuschel eingehängt und arbeiten mit ihrem Eigengewicht. D2 bis D5 umgreifen das Ohr von dorsal *(Abb. 64 und 65).*

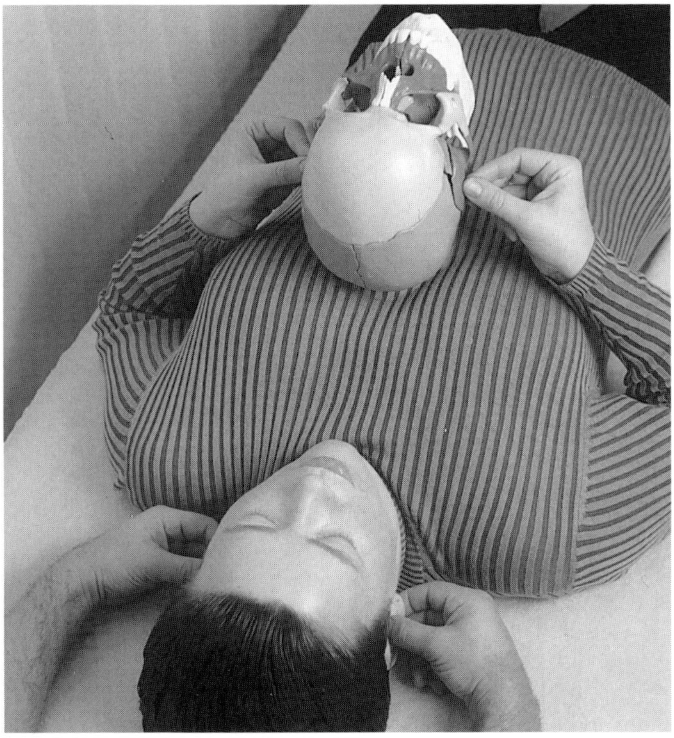

Abb. 64 Darstellung der beid-seitigen Ohrzugtechnik.

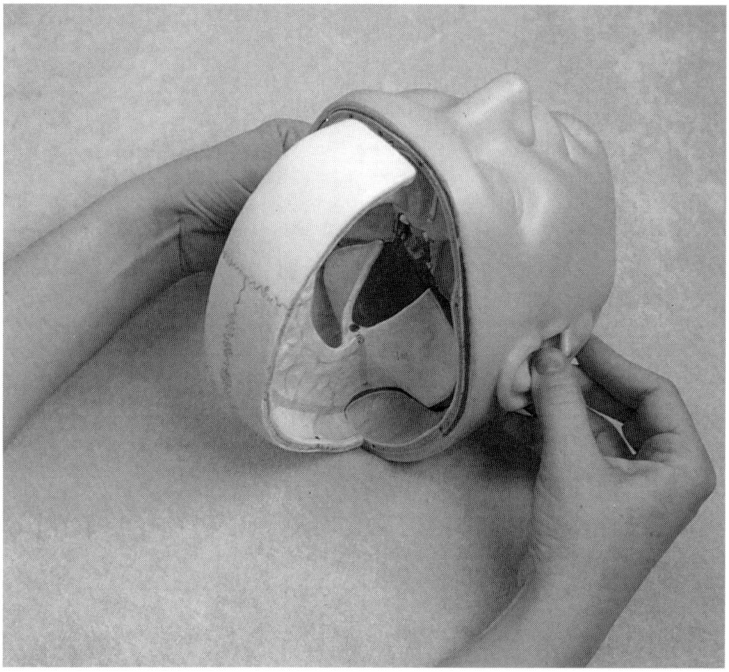

Abb. 65 Die Ohrzugtechnik am Schädelmodell.

MOBIMIENTO

Die Zugrichtung reicht von caudal über lateral nach cranial und dorsal.

WIRKUNG

Dieser Griff wird von Upledger als bestbewährtester Griff zur Behandlung von Autismus genannt.
Aufgrund der anatomischen Verhältnisse (Gleichgewichtsorgan) behandelt man mit dieser Technik erfolgreich Vertigo mit entsprechender Genese, Tinnitus, Durchblutungsstörungen des Ohrs, Lymphstau im endolymphatischen Bereich, rezidivierende Otitiden mediales (nicht in der akuten Phase), Kiefergelenksdysfunktionen, funktionelle Herzrhythmusstörungen.

Man vermutet hier eine noch nicht bekannte direkte nervale Efferenz zum Herzen. (Meiner Erfahrung nach entlarvt dieser Griff die »Craniosacral-Skeptiker«, da jeder bei dieser Technik mit einer Tachycardie reagiert.)

An dem Schädelmodell (Abb. 65) kann man sehr schön sehen, dass bei dieser Technik besonders die Falx cerebri und das Tentorium cerebelli entspannt werden. Das Tentorium führt lateral an der Sutura parietomastoidea entlang und ist unten am Warzenfortsatz des Os parietale befestigt.

Os parietale

Verbindungen des Os parietale

- Os parietale (Gegenseite)
- Os frontale
- Os sphenoidale
- Os occipitale
- Os temporale.

Besonderheiten

Gerade diese beiden Knochen überlappen sich bei der Geburt und haben vorne durch ihre Verbindung zum Os frontale, das bei der Überlappung ebenfalls beteiligt ist, einen starken Bezug zum Membransystem. Besonderheiten bei der Palpation der Sutura sagittalis und coronaria lassen sich hier als Wülste tasten und geben einen Hinweis darauf, dass in diesem Bereich Restriktionen vorhanden sind. Findet man einen Epicanthus im Bereich der Sutura sagittalis, so deutet das auf eine zu frühe Verknöcherung dieser Sutur hin, was wiederum eine erhöhte Spannung im Bereich der Falx cerebri auslösen kann. Hier darf man sicherlich nicht die prophylaktischen Vitamin-D-Gaben bei Säuglingen außer Acht lassen. Bei kindlichen cerebralen Bewegungsstörungen muss bei der Craniosacralen Therapie besonderes Augenmerk auf diese beiden benannten Suturen gelegt werden.
Ein zweiter Punkt ist auffällig: Es ist häufig zu beobachten, dass die Patienten während einer Technik für die Os parietale eine Neigung haben, sich zu strecken, wobei diese Streckung zuerst an den unteren Extremitäten erfolgt. Die Erklärung findet sich im Bereich der Akupunktur. Hier liegen die motorischen Zentren und Areale. Die Akupunktur kennt hier wichtige Nadelungspunkte für Lähmungen.

Beteiligte Hirnnerven und Hirnareale

Lobus parietalis.

Anhebung des Os parietale

LAGERUNG

- Therapeut steht am Kopfende der Liege.
- Säugling liegt in Rückenlage.

AUSFÜHRUNG

Die dritten Finger beider Hände werden ca. 1 cm über der höchsten Stelle des Ohres angesetzt.

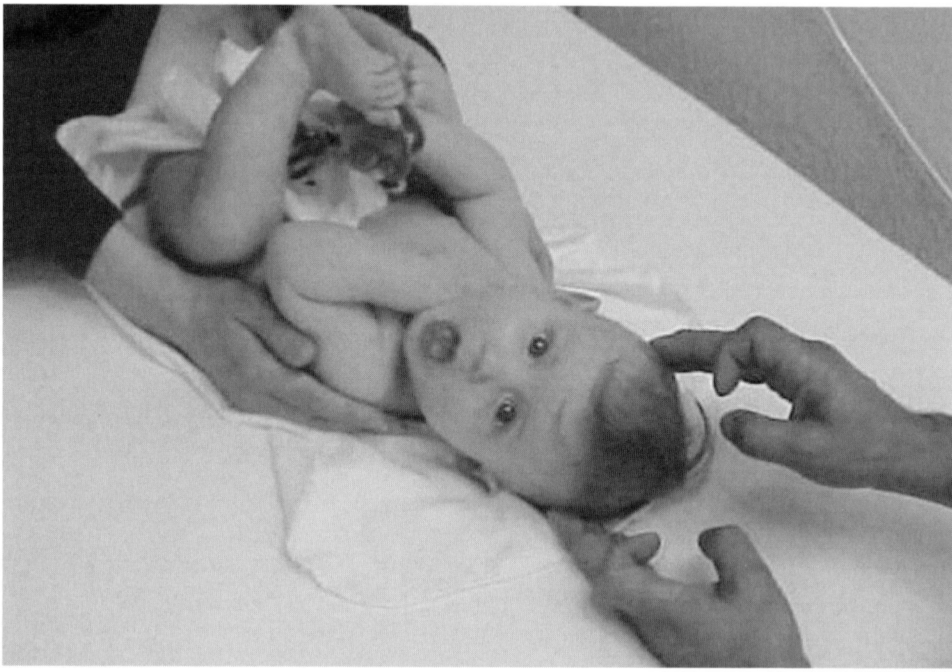

Abb. 66 Die Technik zur Anhebung des Os parietale, gezeigt an einem Säugling.

In der gleichen Ebene, nur an der Sutura sagittalis ca. 1 cm nach lateral versetzt, haben die ersten Finger beider Hände Kontakt.
D2 und D4 können locker neben D3 platziert werden *(Abb. 66)*.

MOBIMIENTO

Das Os parietale wird auf beiden Seiten angehoben. Dabei wird es um eine gedachte Achse gedreht, die durch beide Ossa parietalia, mit frontalem Eintritt und dorsalem Austritt verläuft.

Wenn man sich die beiden Ossa parietalia als Hälften einer Kugel vorstellt, verlaufen die Achsen durch das Zentrum der jeweiligen Hälfte. Auf den gesamten Schädel bezogen, würden sie beim Os frontale eintreten und beim Os occipitale austreten.

Bei dieser Technik nun drehen sich die Ossa parietalia um die beschriebenen Achsen. D. h., wenn sich die beiden caudalen Anteile der Ossa parietalia aufeinanderzu bewegen, entfernen sich die beiden cranialen Anteile voneinander, und die Sutura sagittalis wird geöffnet.
Bewegen sich die cranialen Anteile der Ossa parietalia aufeinander zu, öffnet man so die Sutura temporo-parietale (s. Abb. 68).

Auf diese Technik lässt sich gerade bei der Behandlung von Neugeborenen nicht verzichten, da bei einem normalen Geburtsvorgang besonders die Ossa parietalia durch ihr Übereinanderlappen, bzw. Ineinanderverschieben an der Schädelverkleinerung beteiligt sind.

WIRKUNG
Verkantungen werden gelöst. Es wird für Spielraum in den Suturen gesorgt und somit Raum für Sphenoid und Os occipitale geschaffen.

Lifting des Os parietale

LAGERUNG

- Patient liegt in Rückenlage.
- Therapeut sitzt am Kopfende der Liege.

AUSFÜHRUNG
Kontakt mit beiden Händen am Os parietale. Die zweiten bis vierten Finger liegen etwas oberhalb der unteren Begrenzung der Ossa parietalia, das ist ca. 1 cm oberhalb des Ohres. Die Sutura temporoparietale wird nicht berührt. Die beiden Daumen liegen etwas lateral von der Sutura sagittalis *(Abb. 67 und 68)*.

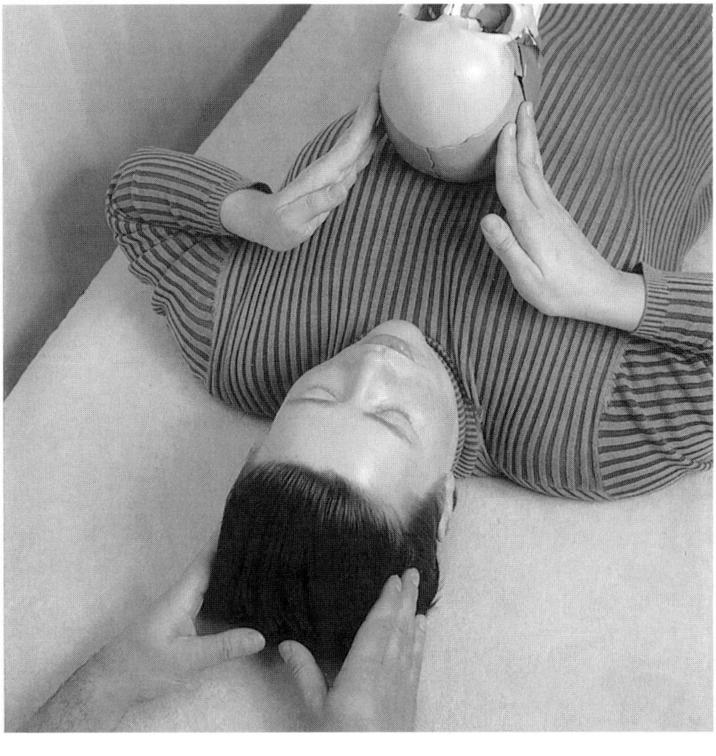

Abb. 67 Lifting des Os parietale am Erwachsenen.

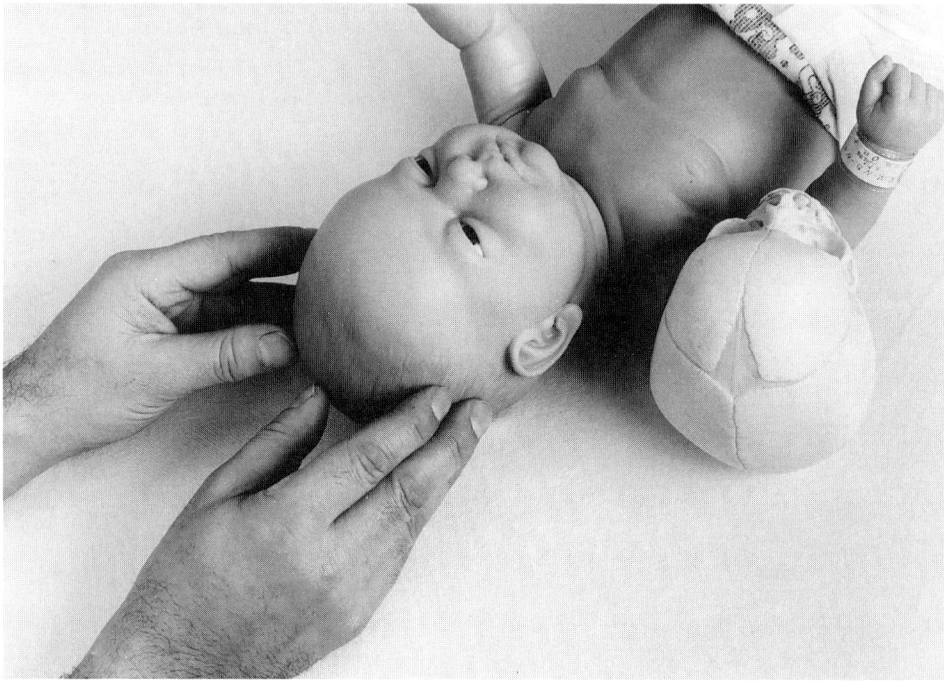

Abb. 68 Lifting des Os parietale am Säugling.

MOBIMIENTO

Die Hand des Therapeuten nimmt insgesamt eine Normalstellung ein und geht mit dem Digitalkontakt achsengerecht in Extensions- und Flexionsstellung. Es wird beidseitig gearbeitet.
Achsenverlauf: Fronto-dorsal beidseits zentral durch das Os parietale.

WIRKUNG

auf das vertikale Membransystem vorwiegend oberhalb des Tentorium cerebelli
Funktion des Sinus sagittalis (venöse Durchblutung des Gehirns)
Wiederaufnahme von Liquor ins Venensystem.

Der Druck muss ganz vorsichtig gelöst werden, da sich sonst die Beschwerden verschlimmern können.

Os zygomaticum

Fahrradlenker-Griff – Dekompression des Os zygomaticum

LAGERUNG

- Patient liegt in Rückenlage.
- Therapeut sitzt am Kopfende des Patienten.

AUSFÜHRUNG

Die zweiten bis vierten Finger (nach Größe evtl. auch D5) liegen auf dem Os zygomaticum.
Die Daumen schmiegen sich an D2, als hätte man einen winzig kleinen Fahrradlenker zwischen den Fingern *(Abb. 69)*.
Ansatzpunkt für D2: Gedachte Mittellinie durch das Auge. D2 setzt an dieser Linie auf dem Os zygomaticum an, die übrigen Finger folgen.
Der Griff wird beidseitig durchgeführt. Die Handgelenke sind dabei aufgerichtet.

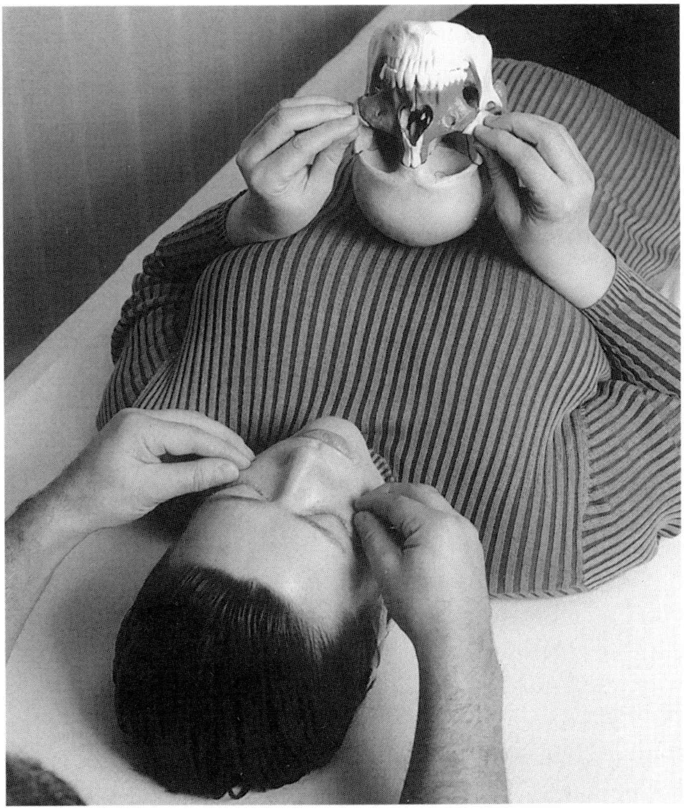

Abb. 69 Der Fahrradlenker-Griff zur Dekompression des Os zygomaticum.

MOBIMIENTO

Das Jochbein dreht sich um seine Achse nach außen.
Es löst seine drei Gelenke vom Os occipitale, Os temporale und Os maxillaris.

ACHSENVERLAUF

Die Achse verläuft diagonal etwas unterhalb der Glabella bis zum Unterkieferwinkel.

Das Os zygomaticum wird mit sechs Techniken behandelt, von denen vier außen und zwei intravokal erfolgen (intravokal = von der Mundhöhle aus). Die intravokalen Techniken sind dem Anfänger nicht zu empfehlen, da hier sehr viel Erfahrung und Präzision verlangt wird. Diese Techniken werden nicht alle im Buch dargestellt. Sie sind Bestandteil der praktischen Kurse.

Os sphenoidale

Verbindungen des Os sphenoidale

- Os frontale
- Os ethmoidale
- Os temporale
- Os parietale
- Os zygomaticum
- Os palatinum
- Vomer.

Besonderheiten

Hier befindet sich in der Sella turcica die Hypophyse. Durch diesen Umstand lässt sich erklären, dass durch eine Restriktion des Os sphenoidale häufig eine hormonelle Funktionsstörung auftritt, (z. B. Menstruationsstörungen, Schilddrüsendysfunktionen, Allergien durch die Fehlsteuerung der Nebennieren). Durch den Sitz des Chiasma opticum kann es im Fall von Restriktionen zu Sehstörungen kommen. Hier befindet sich das Foramen ovale als Durchtrittsstelle für den Plexus venosus, den Nervus mandibularis und den Ramus meningeus accessorius und das Foramen rotundum. Durch dieses Foramen tritt der N. maxillaris und die V. emissaria v. Nühn.
Der Hamulus pterygoideus ist für den Therapeuten von besonderer Wichtigkeit, da es sich hier um eine Struktur handelt, die vom M.pterygoideus internus gut zu erreichen ist. Restriktionen in diesem Bereich haben eine

außerordentliche Bedeutung bei allen Kiefergelenksdysfunktionen und sind die Hauptursache für Sphenoidfehlstellungen.

Sphenoidfehlstellungen

Folgende Sphenoidfehlstellungen kommen vor:

- Lateral-Strain links und rechts
- Flexions-Extensions-Stellung
- Kompressionsstellung
- Distraktionsstellung
- Torsion
- vertikale Restriktion cranial/caudal
- Seitneigung mit linker bzw. rechter Konvexität.

Beteiligte Hirnnerven und Hirnareale

Hypothalamus
Broca-Sprachzentrum
Geschmackszentrum
3. Ventrikel
Schläfenlappen
N. opticus
N. oculomotorius
N. trochlearis
N. abducens
N. ophthalmicus
N. maxillaris
N. mandibularis
Ganglion pterygopalatinum
Plexus carotis internus
N. canalis pterygoidei.

Sphenoid-Technik

LAGERUNG

- Patient liegt in Rückenlage.
- Therapeut sitzt am Kopfende des Patienten.

AUSFÜHRUNG

Die zweiten und dritten Finger nehmen Kontakt mit dem Sphenoid *(Abb. 70)*.

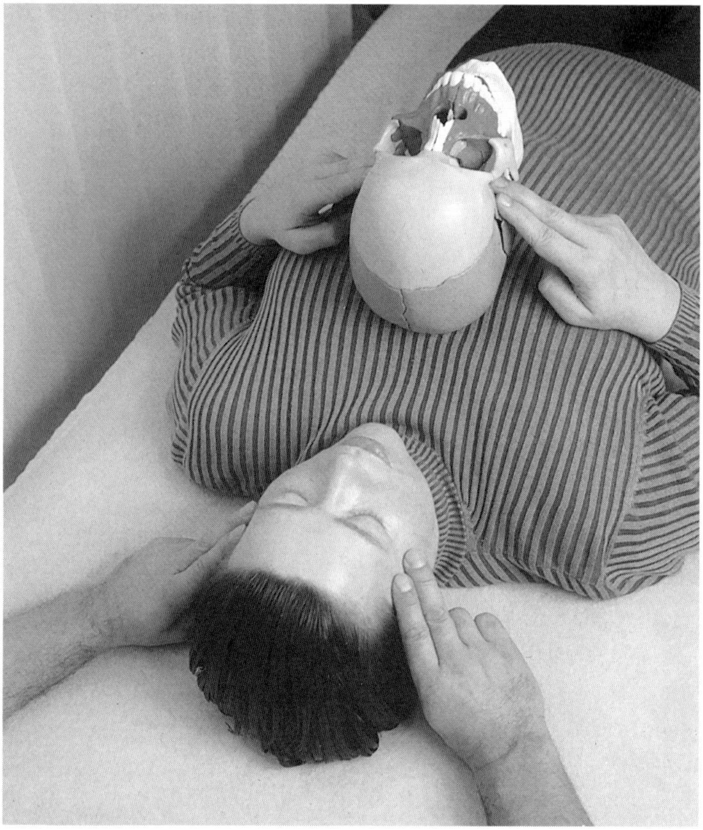

Abb. 70 Technik zur Behandlung des Sphenoids.

Der Druck sollte auf keinen Fall drei Gramm überschreiten, da der Patient das als sehr unangenehm bis schmerzhaft empfinden kann.

Der Griff wird beidseitig durchgeführt.
Ansatzpunkte: Therapeut schließt die Augen des Patienten mit D2 und D3. Mit der gleichen Fingerstellung fährt man ca. 2 cm über die lateralen Augenwinkel hinaus (Höhe zwischen Augenbraue und Lidspalte). So hat man Kontakt mit den großen Flügeln des Sphenoids.

MOBIMIENTO

Lateral, cranial und caudal. Die Bewegung geht vorwiegend vom Sphenobasilargelenk aus. Es kann auch eine Traktion erfolgen.
Über die Zentrierung des Os sphenoidale kommt es zu einer optimaleren Ausrichtung der Nebenhöhlen, damit zu einer besseren »Kühlung« der Hypophyse und letztlich zu einer intensiven Regulierung im Hormonhaushalt.

Die Hypophyse hat einen sehr hohen Stoffwechsel und braucht genau wie ein hochqualifizierter Rechner eine bestimmte Kühlung. Dazu dienen die Nasennebenhöhlen, zu denen ja auch die Siebbeinzellen und Keilbeinhöhlen gehören. Die durch sie hindurchströmende Luft übernimmt diese Aufgabe. Das ist einer der Gründe, dass es durch die Behandlung der Schädelknochen zu einer Regulierung im Hormonhaushalt kommen kann.

Da verschiedene Hirnnerven durch das Os sphenoidale verlaufen, kommt es zur Verbesserung des Sehens, des Hörens und des Gleichgewichts.

Sphenobasilargelenk-Technik

LAGERUNG

- Patient liegt in Rückenlage.
- Therapeut steht etwas seitlich am Kopfende der Liege.

AUSFÜHRUNG

Die Fußhand umfasst von lateral dorsal das Occiput.
Die Kopfhand hat mit D1und D3 von dorsal Kontakt mit den großen Flügeln des Keilbeins.
Man versucht, die Stellung des Os sphenoidale zum Occiput zu analysieren und erhält so den Befund über das Sphenobasilargelenk *(Abb. 71 bis 73)*.

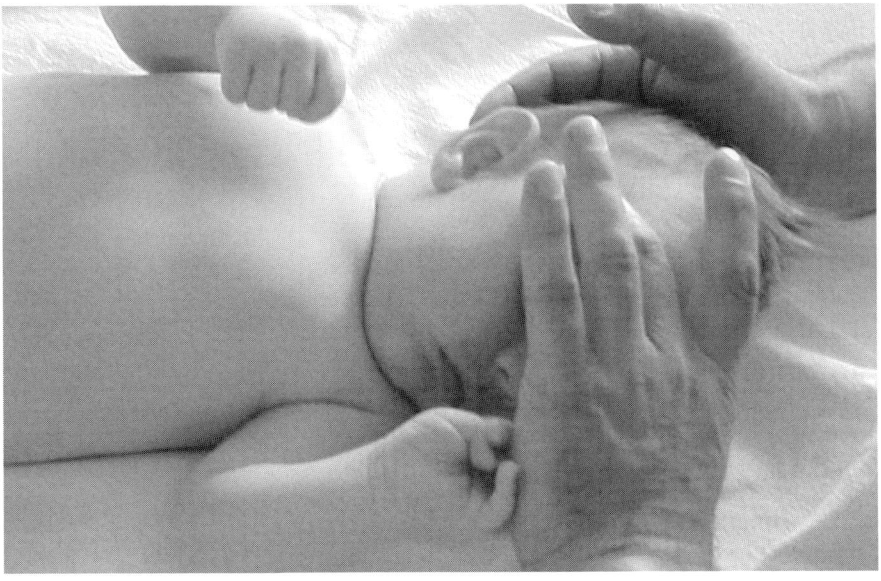

Abb. 71 Die Sphenobasilargelenk-Technik an einem Säugling.

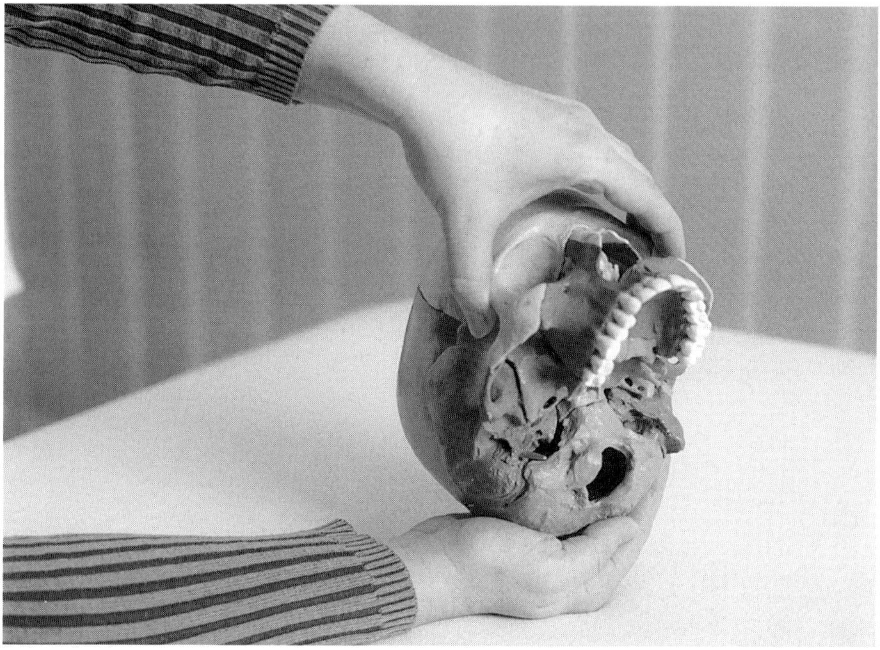

72

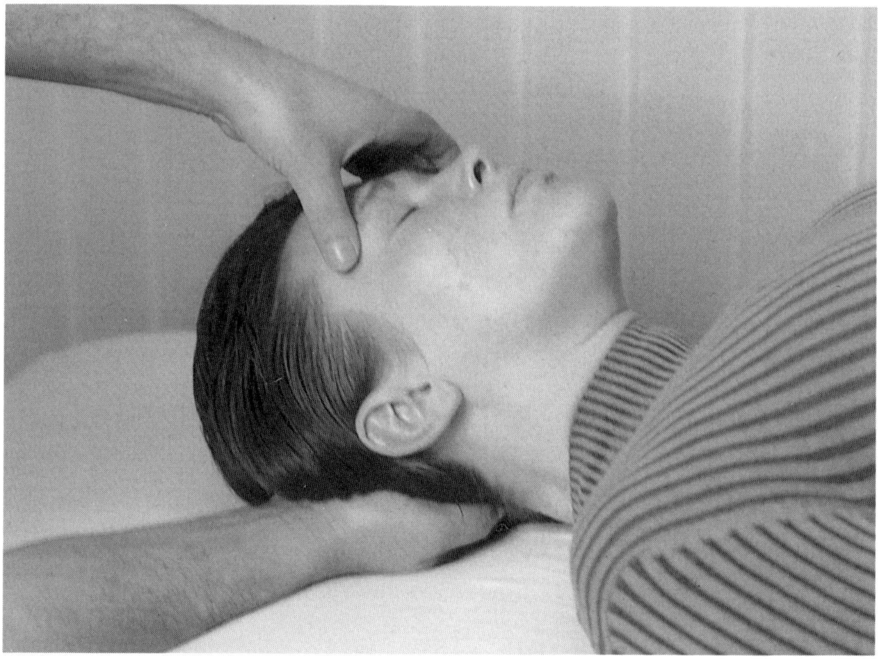

73

Abb. 72 und 73 Die Sphenobasilargelenk-Technik an einem Erwachsenen.

Muskeln, die am Os sphenoidale verankert sind

- M. pterygoideus medialis
- M. pterygoideus lateralis
- M. temporalis
- M. tensor veli palatini
- M. constrictor pharyngis superior.

M. pterygoideus medialis (internus)

Dieser Muskel hat seinen Ursprung an der medialen Fläche des lateralen Keilbeinflügels, am Processus pyramidalis des Gaumenknochens und der Tuberositas maxillaris. Er ist mit dem unteren und hinteren Teil der medialen Fläche des Ramus und Angulus mandibulae verankert.
Der N. pterygoideus innerviert diesen Muskel.
Der M. pterygoideus medialis ist zusammen mit dem M. masseter für den Mundschluss zuständig.
Ein Hypertonus dieses Muskels hat Störungen des Systems zur Folge, wie z. B. Kiefergelenksblockaden und Zähneknirschen. Ein solcher Hypertonus kann beispielsweise durch Angst und/oder unterdrückte Aggressionen ausgelöst werden.

Um das Symptom Zähneknirschen zu beseitigen, wird vom Kieferorthopäden oder Zahnarzt nicht selten eine sogenannte Beißschiene verordnet. Das Verständnis für das Craniale System macht die Unsinnigkeit dieser Methode deutlich, da funktionelle Störungen so fixiert werden und zu Fehlfunktionen aller weiteren Anteile des Cranialen Systems führen können.

M. pterygoideus lateralis (externus)

Dieser Muskel hat seinen Ursprung am unteren großen lateralen Keilbeinflügel, an der Crista infratemporalis und am lateralen Keilbeinflügel. Er führt zum vorderen Teil des Unterkiefercondylus und zum Diskus des Kiefergelenkes. Dieser Muskel wird vom N. pterygoideus lateralis innerviert. Er ist für die Mundöffnung, die seitliche Bewegung und die Vorwärtsbewegung des Unterkiefers verantwortlich.

Ein Hypertonus dieses Muskels ist oft an akuten Funktionsstörungen des Craniosacralen Systems beteiligt. Starke seelische Beanspruchung ist meist auch hier für den erhöhten Tonus verantwortlich.

Technik zur Entspannung des M. pterygoideus externus

LAGERUNG

- Patient liegt in Rückenlage.
- Therapeut steht seitlich am Kopfende der Liege.

AUSFÜHRUNG

D1 und D3 haben Kontakt an den beiden großen Flügeln des Os sphenoidale. D3 der Fußhand fährt auf der dem Therapeuten zugewandten oberen Zahnreihe bis zum letzten Zahn und kippt dann nach lateral. Die Handinnenfläche zeigt zum Therapeuten. Es ist darauf zu achten, dass der Mittelfinger eine Linie mit dem Unterarm bildet und im rechten Winkel zur Nase bleibt *(Abb. 74)*.

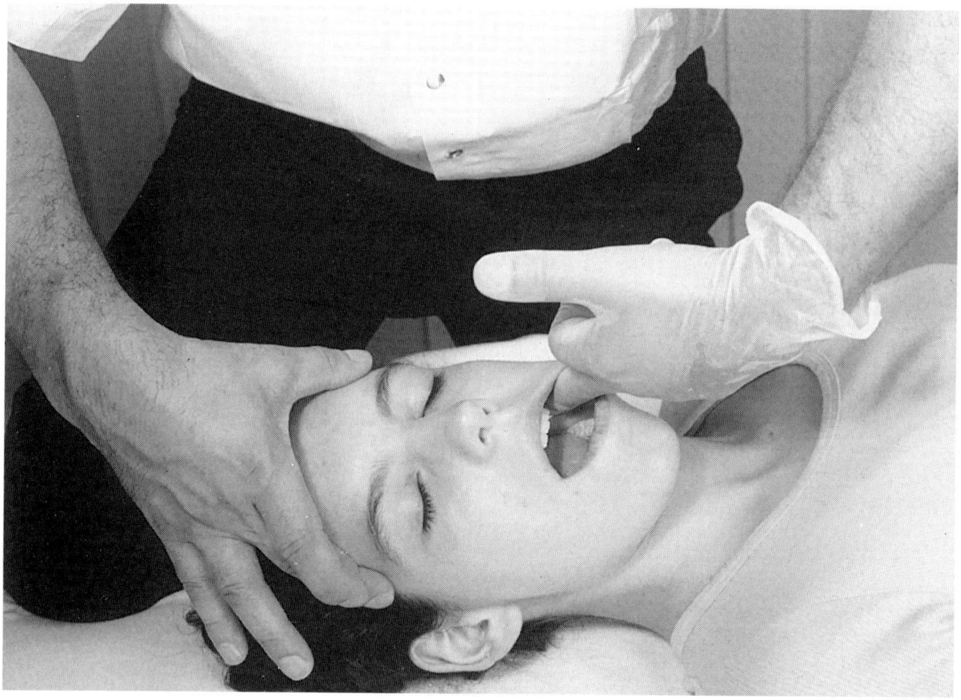

Abb. 74 Technik zur Entspannung des M. pterygoideus externus. Der Therapeut arbeitet mit der Fußhand intravokal.

Gesichtsschädel – anatomische Grundlagen und Behandlung

Os zygomaticum

Verbindungen des Os zygomaticum

- Os frontale
- Os sphenoidale
- Maxilla
- Os temporale.

Besonderheiten

Dieser Knochen verbindet den Hirnschädel mit dem Gesichtsschädel.

Beteiligte Hirnnerven und Hirnareale

N. zygomaticus.

Zygomaticum-Technik

LAGERUNG

- Patient liegt in Rückenlage.
- Therapeut sitzt am Kopfende des Patienten.

AUSFÜHRUNG

Zweiter bis vierter, evtl. fünfter Finger liegen auf dem Os zygomaticum (s. Fahrradlenkergriff, S. 69). Die Daumen arbeiten nicht mit, können sich aber zur besseren Stabilisierung des Griffes nach Bedarf berühren *(Abb. 75)*.

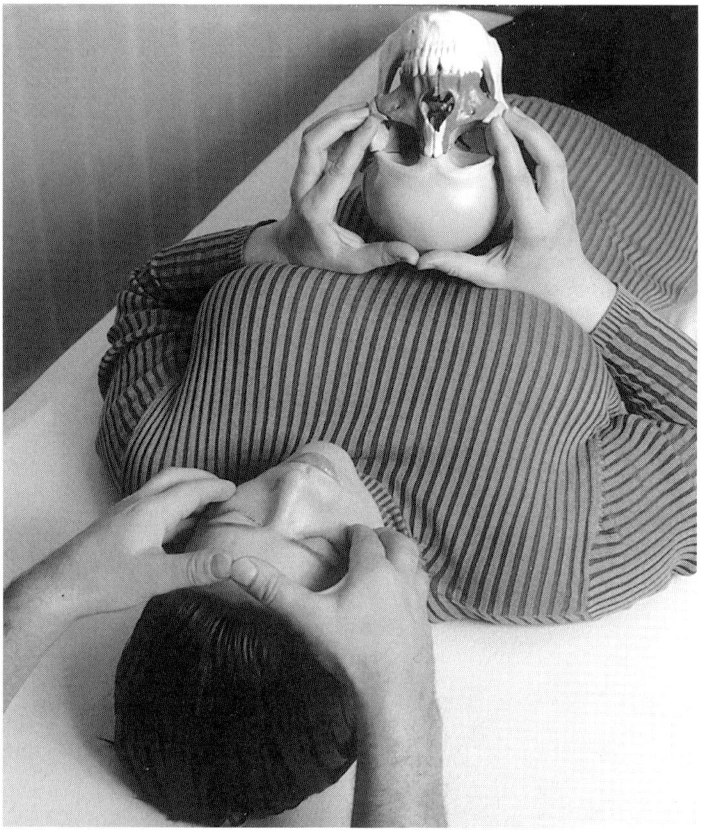

Abb. 75 Darstellung der Zygomaticum-Technik. Beachte die Fingerplatzierung am Schädelmodell.

MOBIMIENTO

Bei dieser Technik ist die caudale bzw. craniale Bewegung des Os zygomaticum vordergründig.

Ich setze diese Technik häufig bei unruhigen Patienten zuerst ein und habe damit gute Erfahrungen gemacht. Patienten, die Ruhe gar nicht zulassen können, werden unter dieser Technik in der Regel viel entspannter, und der Therapeut kann seine Arbeit effektiver gestalten.

Intravocal-Technik für das Os zygomaticum

LAGERUNG

- Patient liegt in Rückenlage.
- Therapeut steht seitlich am Kopfende des Patienten.

AUSFÜHRUNG

Die Kopfhand fixiert das Os frontale. D2 der Fußhand bewegt sich neben der oberen Zahnreihe bis zum Kontakt mit dem Os zygomaticum. Es wird auf der dem Therapeuten zugewandten Seite gearbeitet. Das Os zygomaticum wird vom ersten und zweiten Finger fixiert, wobei D2 intravocal liegt *(Abb. 76)*.

Zuerst wird der Kontakt intravocal vorgenommen und exakt platziert. Erst dann wird D1 genau positioniert.

Es erfolgt eine minimale Traktion des Os zygomaticum nach ventral. Erst dann können die einzelnen Suturen gelöst werden und eine Bewegung nach cranial, caudal und lateral erfolgen.

Os ethmoidale

Verbindungen des Os ethmoidale

- Os sphenoidale
- Vomer

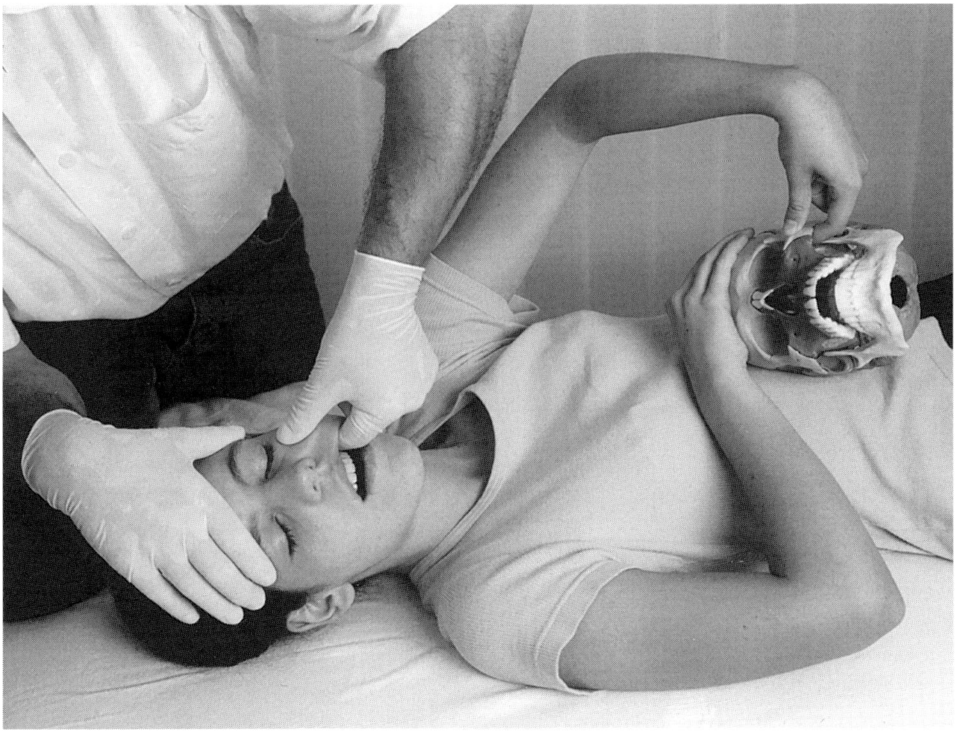

Abb. 76 Intravokaltechnik zur Behandlung des Os zygomaticum.

- Os frontale
- Os nasale
- Maxilla
- Os palatinum
- Os lacrimale
- Cartilago septum nasi
- Concha nasalis inferior.

Besonderheiten

Das Siebbein bildet die Crista galli, die der Ansatzpunkt der Falx cerebri im frontalen Bereich ist. Erhöhte Spannungen im Membransystem bringen dieses sensible Knochenteil sehr schnell in eine Fehlfunktion. Diese Störung setzt sich dann direkt auf das Os sphenoidale fort. Das Os ethmoidale wird indirekt über Techniken für andere Knochenstrukturen mit behandelt, z. B. über die Maxilla oder über das Os frontale und Os sphenoidale.

Beteiligte Hirnnerven u. Hirnareale

- N. olfactorius
- N. trigeminus.

Os vomer

Verbindungen des Os vomer

- Os sphenoidale
- Os ethmoidale
- Maxilla
- Os palatinum
- Cartilago septum nasi.

Besonderheiten

Durch die enge Verbindung zum Os sphenoidale kann es durch einen Lateral-Strain des Os sphenoidale über das Vomer zu einer Verschiebung des Nasenseptums kommen. Durch eine Behandlung des Vomer kann man über die Siebbeinzellen und das Os sphenoidale die Hypophyse sehr gezielt stimulieren.
Ein häufig auftretendes Fehlmuster ist z. B. die Verkeilung des Os vomer mit dem Os sphenoidale. Dadurch werden Allergien ausgelöst, was durch die Beeinflussung der Hypophyse zu erklären ist.

Os lacrimale

Verbindungen des Os lacrimale

- Maxilla
- Os ethmoidale
- Os frontale
- Concha nasalis inferior.

Besonderheiten

Die Ossa lacrimalia bilden den Tränenkanal. Sie müssen ebenfalls dem Druck einer Brille standhalten. Hier kann die Ursache für trockene oder tränende Augen liegen sowie für trockene Nasenschleimhäute.

Technik zur Behandlung des Os lacrimale

LAGERUNG
- Patient liegt in Rückenlage.
- Therapeut steht seitlich am Kopfteil der Liege.

AUSFÜHRUNG

Die Kopfhand umfasst mit allen Fingern das Os frontale.
D1 der Fußhand nimmt Kontakt mit dem Os lacrimale, D2 bis D5 liegen an der Wange des Patienten *(Abb. 77)*.

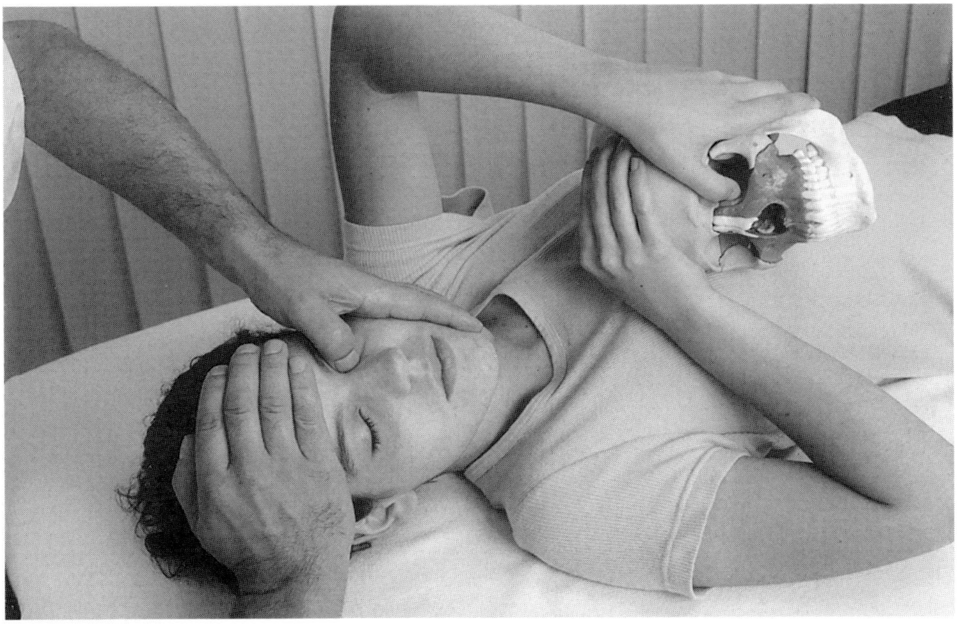

Abb. 77 Platzierung der Finger während der Behandlung des Os lacrimale.

Durch leichten Kontakt mit dem Os lacrimale versucht der Therapeut die Mobilität des Knochens zu erfassen. Die Bewegungsachse des Os lacrimale verläuft von cranial nach caudal. Die physiologische Extensions- Flexionsbewegung macht man sich zunutze um die Beweglichkeit zu akzentuieren, d. h. dass die Bewegung im Verlauf der Achse unterstüzt wird, um Restriktionen auszugleichen.

Ossa nasalia und Concha nasalis inferior

Verbindungen des Os nasale

- Os frontale
- Os ethmoidale
- Maxilla
- Os nasale (Gegenseite).

Besonderheiten

Irgendwann einmal müssen diese Knochen bei fast allen Menschen dem Druck einer Brille standhalten. Es ist interessant zu beobachten, dass bei Restriktionen der Mensch hier ganz automatisch versucht eine Korrektur herbeizuführen: Er nimmt die Brille ab, fasst mit Daumen und Zeigefinger die beiden Knochenteile und reibt sie.

Verbindungen der Concha nasalis inferior

- Os lacrimale
- Maxilla
- Os ethmoidale.

Öffnung der Ossa nasalia

LAGERUNG

- Patient liegt in Rückenlage.
- Therapeut sitzt am Kopfende.

AUSFÜHRUNG

Eine Hand umfasst von lateral das Os frontale, der Daumen der anderen Hand hat von cranial Kontakt auf den Ossa nasalia *(Abb. 78)*.

MOBIMIENTO

Durch leichte Druckbewegung nach dorsal-caudal kommt es zur Öffnung der Ossa nasalia.

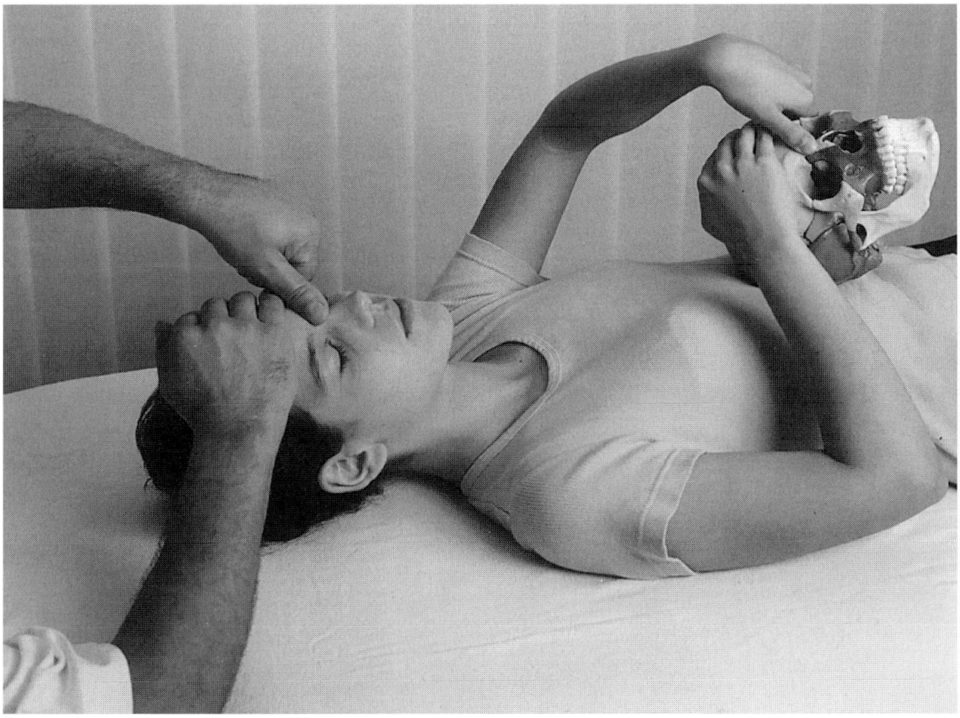

Abb. 78 Technik zur Öffnung der Ossa nasalia.

Fingertechnik zur Dekompression der Ossa nasalia

LAGERUNG

- Patient liegt in Rückenlage.
- Therapeut sitzt am Kopfende.

AUSFÜHRUNG

Eine Hand fixiert das Os frontale von lateral. Mit D1 und D2 der anderen Hand wird an den Ossa nasalia von cranial Kontakt genommen. Dabei dient die Hand am Os frontale als Unterlage *(Abb. 79)*.

MOBIMIENTO

Durch eine nach caudal ausgeführte Bewegung der Ossa nasalia wird die Sutura fronto-nasalis geöffnet. Bei einer Lateral-Bewegung in beide Richtungen löst man die Sutura maxillo-nasalis.

Mit dieser Technik wird Druck vom Os vomer und von den Siebbeinzellen genommen. Dadurch kommt es zu einer Optimierung der Nasenne-

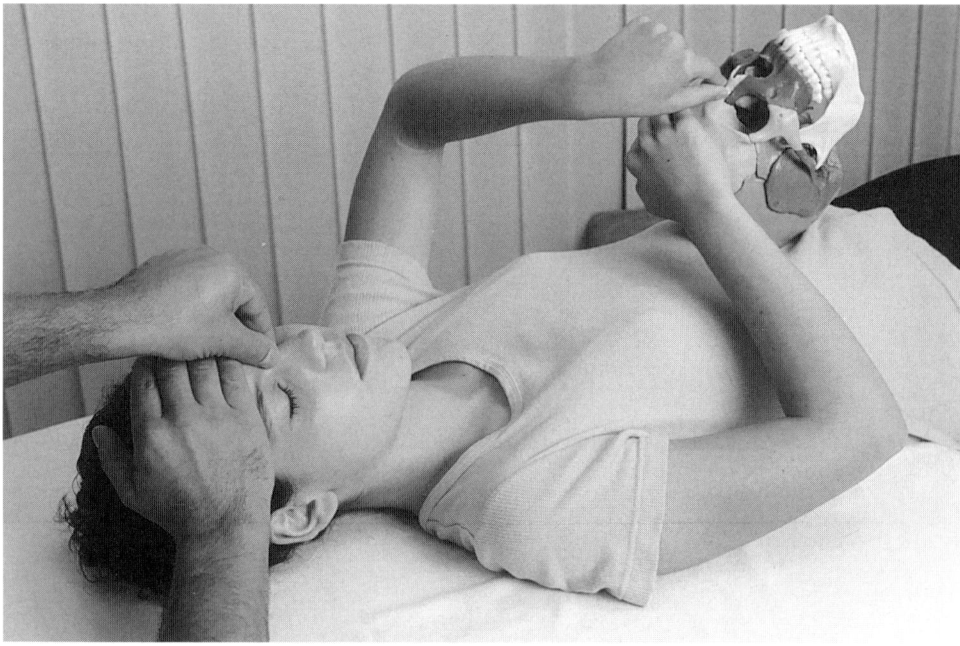

Abb. 79 Die Fingertechnik zur Dekompression der Ossa nasalia.

benhöhlenbelüftung. Häufig erfolgt reflektorisch eine Entleerung der Nasennebenhöhlen.

Maxilla

Verbindungen der Maxilla

- Os frontale
- Os ethmoidale
- Os zygomaticum
- Os lacrimale
- Os palatinum
- Os nasale
- Vomer
- Maxilla (Gegenseite), Concha nasalis inferior.

Beteiligte Hirnnerven und Hirnareale

- N. maxillaris
- N. infraorbitalis
- Nn. alveolares superiores
- N. palatinus major.

Besonderheiten

Sehr viele Störungen treten dann auf, wenn die Ober- oder Unterkieferfehlstellungen von Kindern kieferorthopädisch mit festen Klammern behandelt werden. Hier habe ich als Folge intermittierendes Fieber, Rücken- und Knieschmerzen, Tics und Störungen der Sensomotorik bemerkt. Das Gleiche findet man natürlich auch bei erwachsenen Patienten, die entweder Brücken oder anderen relativ unbeweglichen Zahnersatz bzw. die schon erwähnten festen Klammern bekommen haben.
Der Bionator ist aus craniosacraltherapeutischer Sicht in jedem Fall den festen Klammern vorzuziehen, da seine Wirkung in einer Veränderung der Zungenfunktion besteht und so eine bessere Platzierung der Zähne und eine Korrektur des Gaumens unterstützt.

Der Bionator besteht aus 2 Drahtbügeln, die durch eine Kunststoffplatte zusammengehalten werden. Als kieferorthopädisches Hilfsmittel nimmt er Einfluss auf Lippen- und Zungenfunktion, Speichelfluss und Stoffwechsel. Er übt dabei keinerlei Druck oder Zwang aus, sondern schafft über die Regulierung des Stoffwechsels einen funktionsfähigen Mundinnenraum.

Oberkiefertechnik

LAGERUNG

- Patient liegt in Rückenlage.
- Therapeut sitzt am Kopfende der Liege.

AUSFÜHRUNG

D3 der linken Hand liegt auf der oberen linken Zahnreihe des Patienten. D3 der rechten Hand liegt auf der rechten Zahnreihe. Die Fingerkuppen reichen bis an die Weisheitszähne. Mit den Zeigefingern den Unterkiefer stützen, um ein eventuelles Zubeißen zu verhindern *(Abb. 80 und 81).*

MOBIMIENTO

Es kommt zu einer Caudal- und Cranialbewegung des Oberkiefers. Im weiteren Verlauf der Behandlung bewegt sich der Oberkiefer nach ventral und dorsal.

Diese Bewegungsmuster findet man häufig auch bei Kiefergelenksblokkaden.

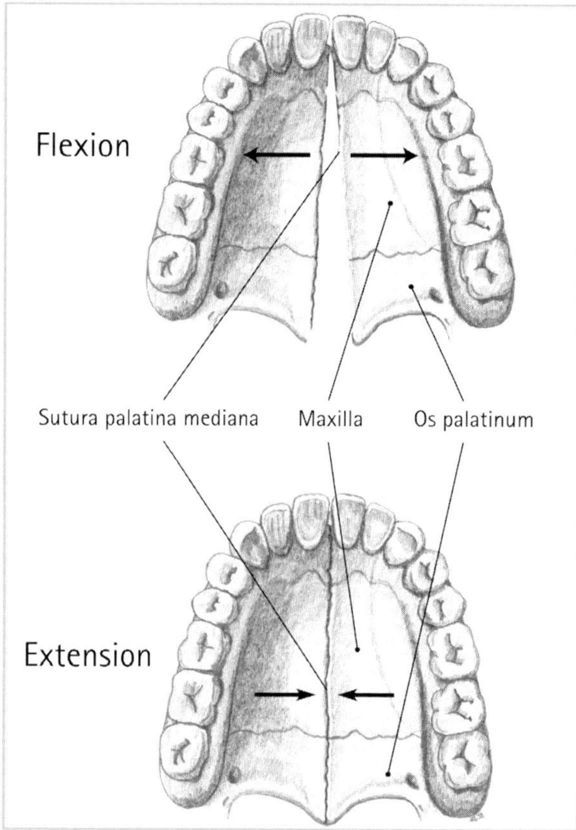

Abb. 80 Graphische Darstellung des Oberkiefers während Flexion und Extension.

Abb. 81 Die Technik zur Behandlung des Oberkiefers.

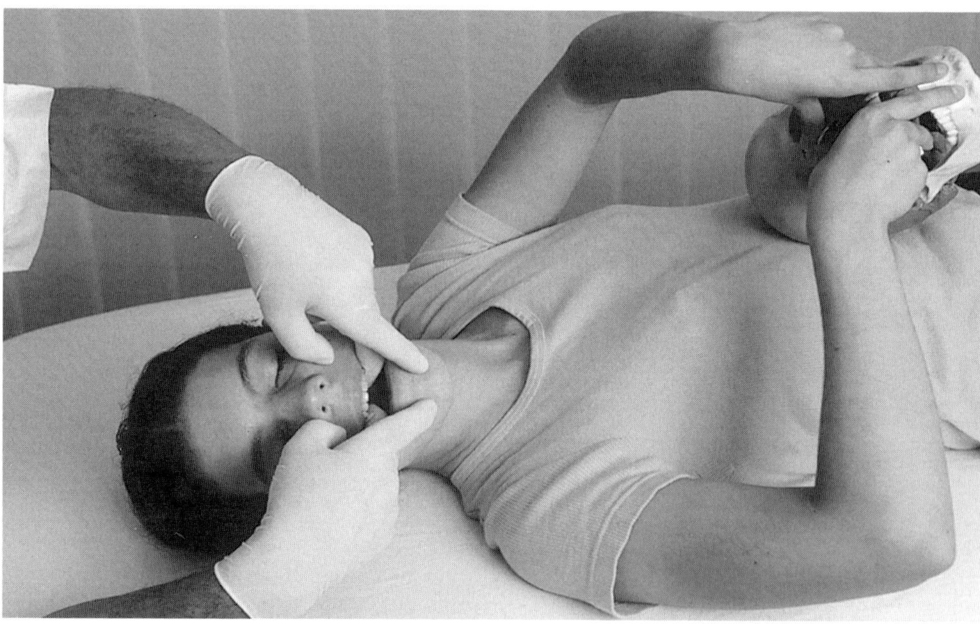

Entwicklungsgeschichtlich handelt es sich bei dem Oberkiefer um einen zweigeteilten Knochen.

Dekompression des Oberkiefers

LAGERUNG

- Patient liegt in Rückenlage.
- Therapeut sitzt am Kopfende des Patienten.

AUSFÜHRUNG

Die Ellenbogen des Therapeuten sind auf die Liege gestützt.
D1 und D2 beider Hände fassen beide Schneidezähne ohne jeden Druck *(Abb. 82 und 83).*

MOBIMIENTO

Es erfolgt ein minimaler Zug nach caudal.

Hauptwirkung ist die Entspannung der Falx cerebri, es erfolgt aber auch eine Dekompression der beiden Oberkieferknochen. Es besteht auch eine Wirkung auf das Vomer und das Siebbein.

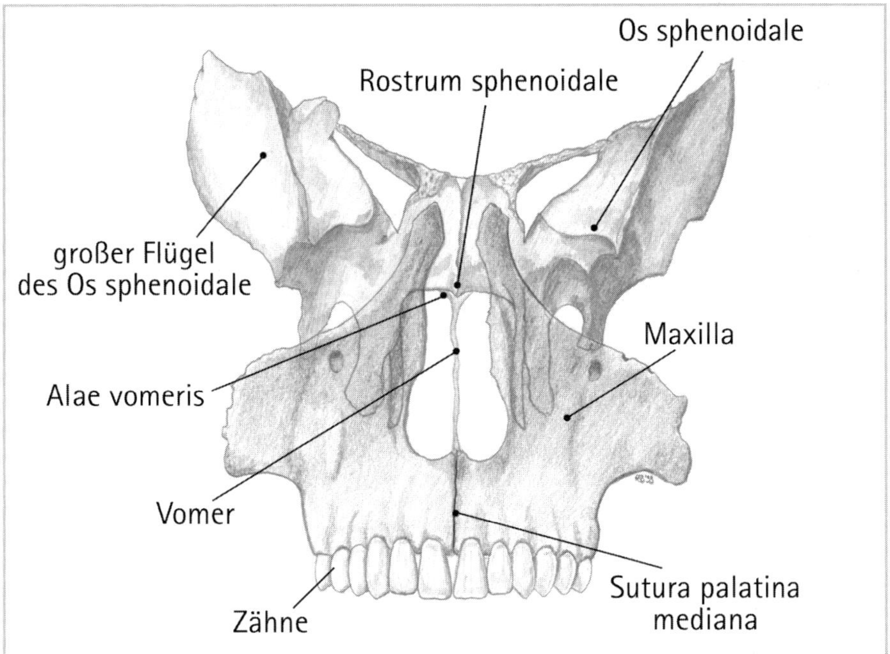

Abb. 82 Graphische Darstellung des Oberkiefers und des Os sphenoidale.

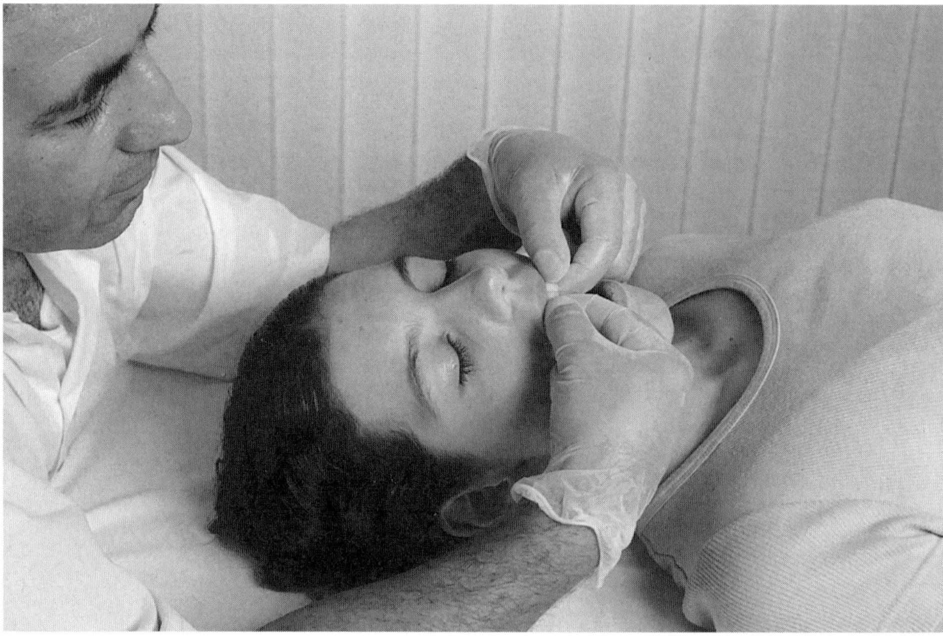

Abb. 83 Dekompression des Oberkiefers.

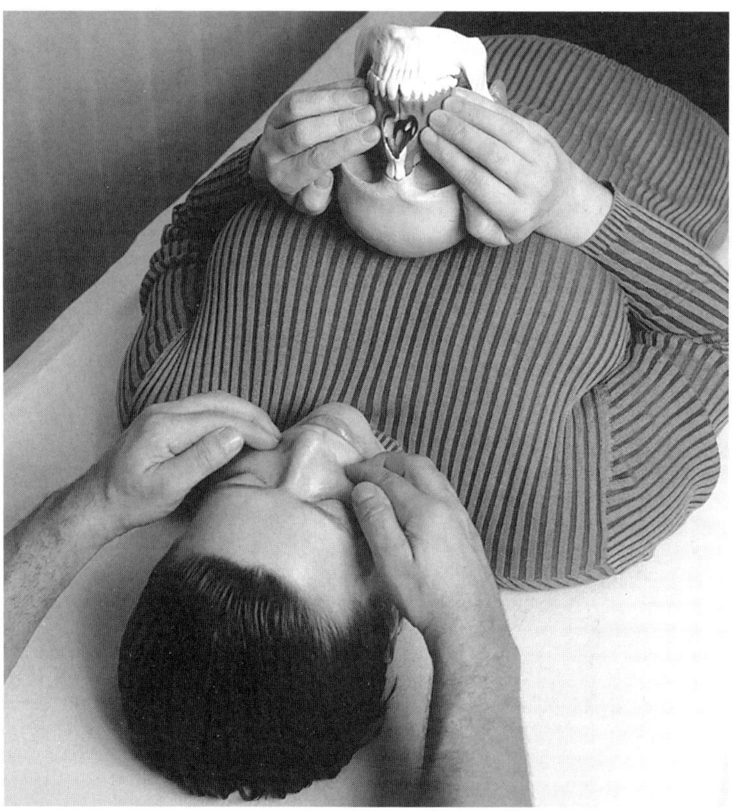

Abb. 84 Externe Oberkiefertechnik.

Oberkiefertechnik extern

LAGERUNG

- Patient liegt in Rückenlage.
- Therapeut sitzt am Kopfende der Liege.

AUSFÜHRUNG

D2-D5 nehmen lateral der Nasenflügel Kontakt am Oberkiefer entlang der Nasolabialfalte *(Abb. 84)*.

MOBIMIENTO

Die Bewegung erfolgt nach lateral-caudal.

Stimulation des Ganglion pterygopalatinum

LAGERUNG

- Patient liegt in Seitenlage.
- Therapeut steht seitlich am Kopfende der Liege.

AUSFÜHRUNG

Die Kopfhand liegt auf dem Os parietale, die Fingerspitzen zeigen nach ventral. D1 ist soweit abgespreizt, dass er auf dem Os occipitale liegt *(Abb. 85)*.

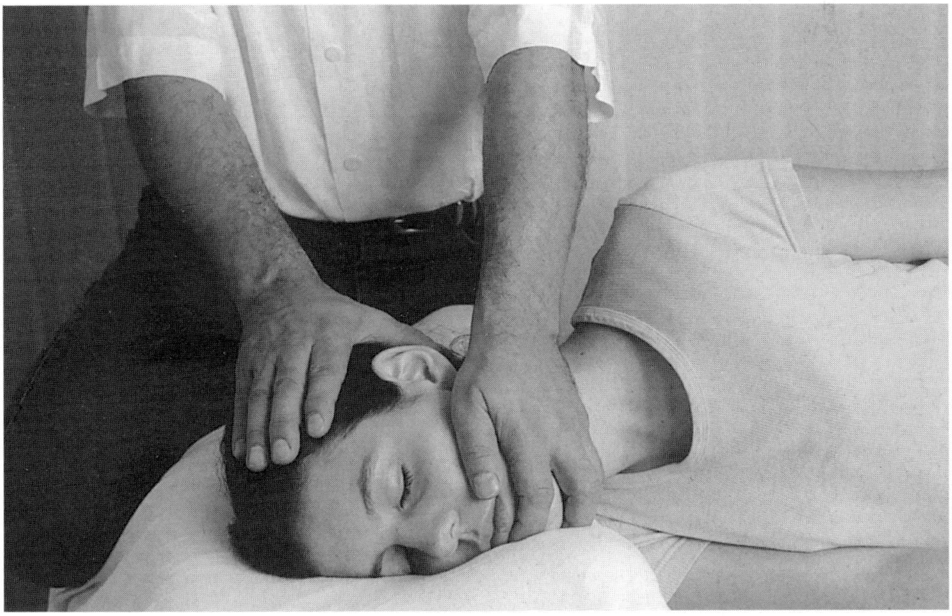

Abb. 85 Durchführung der Technik zur Stimulation des Ganglion pterygopalatinum.

D2, D3 und D4 der Fußhand umschließen den Unterkiefer, dabei liegt D2 oberhalb des Kinns, die anderen Finger darunter. D1 liegt unterhalb des Os zygomaticum auf dem Oberkiefer.

Es kommt zu einer Entlastung des Nervus trigeminus. Die Hauptwirkung entfaltet sich über das Ganglion pterygopalatinum. Da dieses Ganglion die gesamte Mundschleimhaut versorgt, kommt es zu vermehrtem Speichelfluss sowie zu einer Augen- und Nasenschleimhautbefeuchtung. Es ist ein bewährter Griff bei der Tinnitusbehandlung.

Os palatinum

Verbindungen des Os palatinum

- Maxilla
- Os sphenoidale
- Vomer
- Os ethmoidale.

Beteiligte Hirnnerven und Hirnareale

- N. palatinus major
- Nn. palatini minores
- N. nasopalatinus
- Ramus pharyngeus maxillaris
- Ganglion pterygopalatinum (parasymphatisch).

Besonderheiten

Wie bei allen intravocalen Techniken, müssen wir den Patienten vorher darüber unterrichten und nach seinem Einverständnis fragen. Patienten, bei denen sich anamestisch eine psychische Traumatisierung ermitteln ließ, sollten erst mit diesen Techniken behandelt werden, wenn sich bereits ein Vertrauensverhältnis zum Therapeuten aufgebaut hat und schon mehrere craniosacrale Behandlungen durchgeführt wurden.

Mandibula

Verbindungen der Mandibula

- Os temporale

Beteiligte Hirnnerven und Hirnareale

- N. alveolaris inferior
- N. mentalis

- N. mylohyoideus
- N. masseter.

Technik zur Entspannung des Unterkiefers

LAGERUNG

- Patient liegt in Rückenlage.
- Therapeut sitzt am Kopfende der Liege.

AUSFÜHRUNG

Mit den Fingern D2-D5 nimmt man außen Kontakt mit dem Unterkiefer. Der Griff wird beidhändig durchgeführt *(Abb. 86)*.

Diese Technik ist eine Abwandlung des intravokalen Griffs und für die Patienten zweckmäßig, bei denen eine intravokale Mundbehandlung aufgrund einer starken Traumatisierung eine zu große Belastung wäre. Es

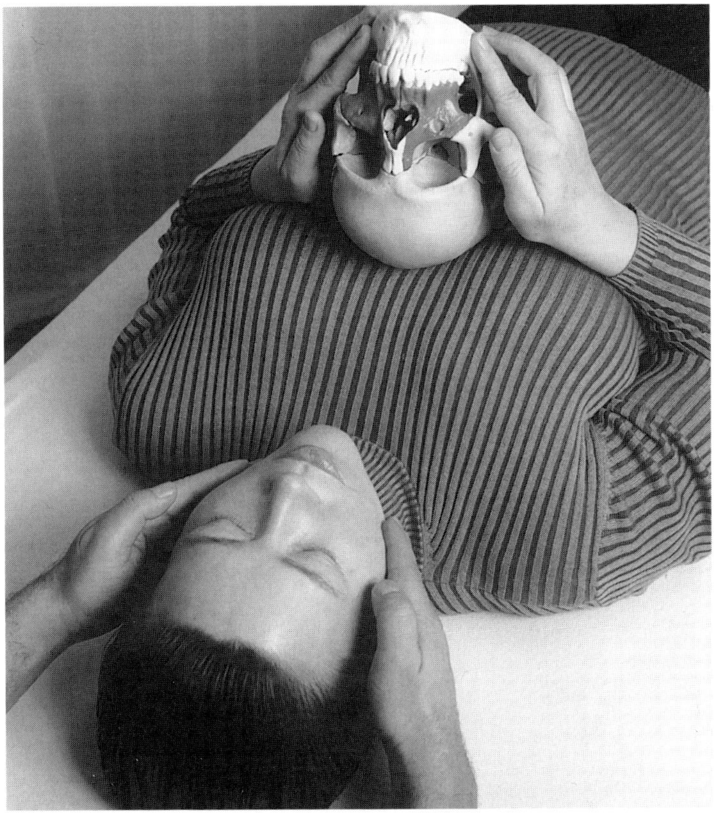

Abb. 86 Die Entspannung des Unterkiefers von außen.

hat sich in diesen Fällen als sinnvoll erwiesen, die intravokale Methode erst zu einem späteren Zeitpunkt vorzunehmen.

Dekompression des Unterkiefers

LAGERUNG

- Patient liegt in Rückenlage.
- Therapeut sitzt am Kopfende der Liege.

AUSFÜHRUNG

Die Thenaren nehmen unterhalb des Kiefergelenks Kontakt mit dem Unterkiefer. Es erfolgt eine Traktion nach caudal-ventral und nach caudal-dorsal *(Abb. 87).*

Psychische Traumen werden vorwiegend als Restriktionen im Unterkieferbereich gespeichert. Auch das nächtliche Zähneknirschen oder Zahneindrücke an den Zungenrändern sind oft darauf zurückzuführen. Mit

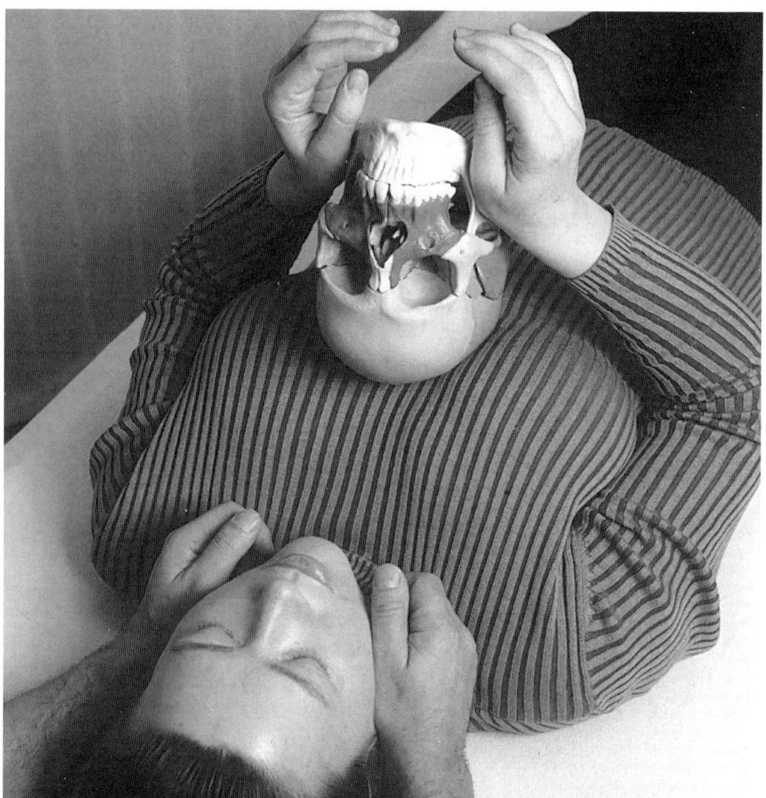

Abb. 87 Dekompression des Unterkiefers.

dieser Technik lässt sich eine Entspannung des Mundbodens, des Kieferbereichs und des Zungenbeins erreichen.
Vor jeder Behandlung des Os temporale sollte diese Technik durchgeführt werden, auch wenn eine Kiefergelenksproblematik besteht. Vermehrte Spannungszustände deuten immer auf Stress hin, die Mm. masseteres und temporales sind Indikatoren dafür.

Externe Unterkiefertechnik

LAGERUNG

- Patient liegt in Rückenlage.
- Therapeut sitzt am Kopfende der Liege.

AUSFÜHRUNG

Die zweiten bis fünften Finger nehmen von außen Unterkieferkontakt, wobei zwischen den beiden Zeigefinger des Therapeuten ein Abstand von 3 bis 5 cm sein sollte. Es wird eine Bewegung nach ventral und dorsal ausgeführt *(Abb. 88)*.

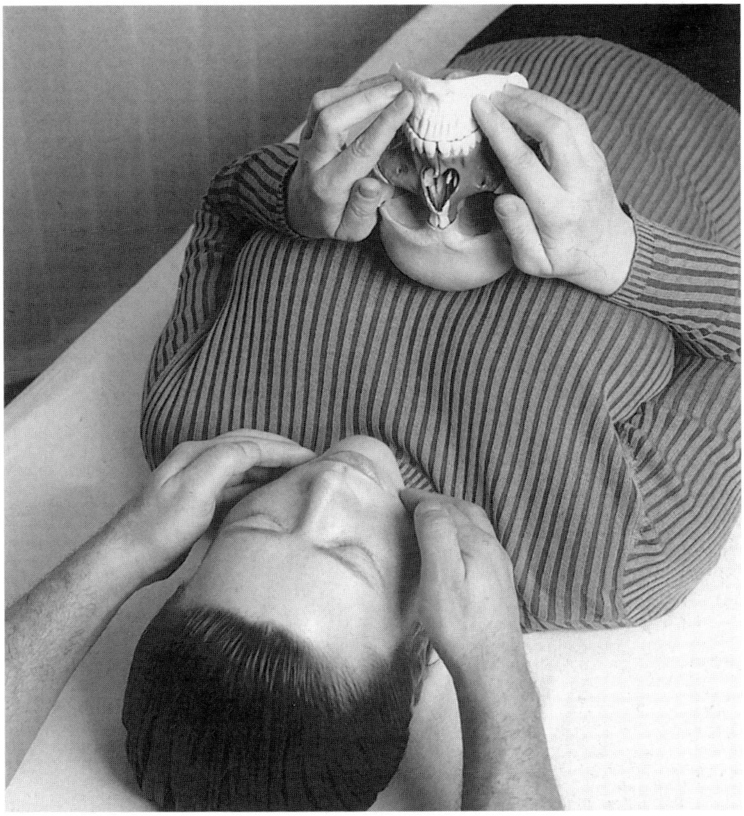

Abb. 88 Externe Unterkiefertechnik.

Diese Technik wird hauptsächlich in den Fällen durchgeführt, bei denen eine Traumatisierung des Patienten einen intravocalen Unterkieferkontakt nicht sofort zulässt. Die Zunge und der Mundboden werden sehr gut entspannt.

Unterkiefertechnik

LAGERUNG

- Patient liegt in Rückenlage.
- Therapeut steht seitlich vom Patienten und arbeitet aus caudaler Richtung.

AUSFÜHRUNG

Die beiden Daumen liegen auf den unteren Zahnreihen. Die Zeigefinger schmiegen sich von außen an den Unterkieferknochen.
D3 – D5 beider Hände haben von caudal Kontakt mit dem Os mandibularis *(Abb. 89)*.

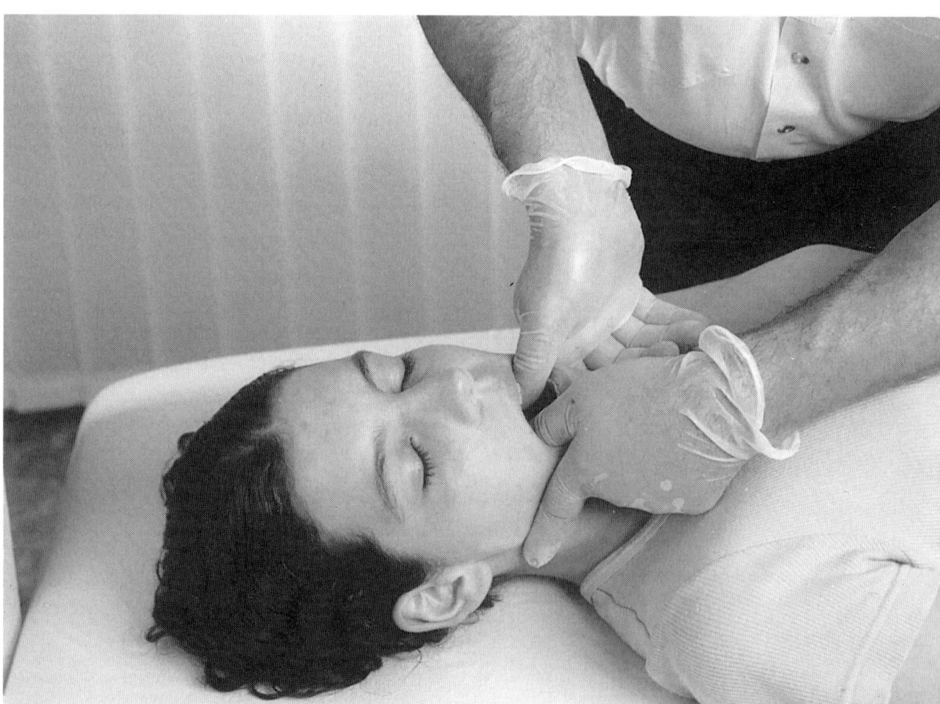

Abb. 89 Intravokale Arbeit am Unterkiefer.

MOBIMIENTO

Das Bewegungsmuster der Mandibula folgt einer Traktion nach ventral und dorsal. Die Lateralbewegung schließt dann mit einer Caudal- und Cranialbewegung ab.

Os hyoideum

Verbindungen des Os hyoideum

Das Os hyoideum hat zu den Schädelknochen nur ligamentäre und muskuläre Verbindungen. Es gehört aber funktionell zum Schädel.

Das Os hyoideum wird mit verschiedenen Techniken behandelt. Eine Therapie erscheint besonders nach Hals- sowie Strumaoperationen sinnvoll, generell aber auch nach jeder Intubation, da reflektorisch Restriktionen stattfinden.

Sphenobasilargelenk

Dekompression des Sphenobasilargelenks

LAGERUNG

- Patient liegt in Rückenlage.
- Therapeut sitzt am Kopfende der Liege.

AUSFÜHRUNG

Die beiden Kuppen von D1 nehmen Kontakt am großen Flügel des Sphenoids. D2 – D5 sind locker auf dem Os occipitale platziert. Sie haben untereinander keinen Kontakt *(Abb. 90)*.

MOBIMIENTO

Es kommt zu einer Traktion des Sphenobasilargelenks durch Anhebung des Sphenoids nach ventral. D2-D5 können die Lösung des Sphenobasilargelenks auch unterstützen und die Neuplatzierung des Os occipitale wahrnehmen.

Es kommt zu einer Tiefenentspannung des Muskel-Skelett-Systems mit Regulierung der Liquorzirkulation und Atmung. Die intracranielle Durchblutung wird ebenfalls positiv beeinflusst, da die Entlastung der gesamten Schädelbasis zu einer Erweiterung der Gefäßlumina führt.

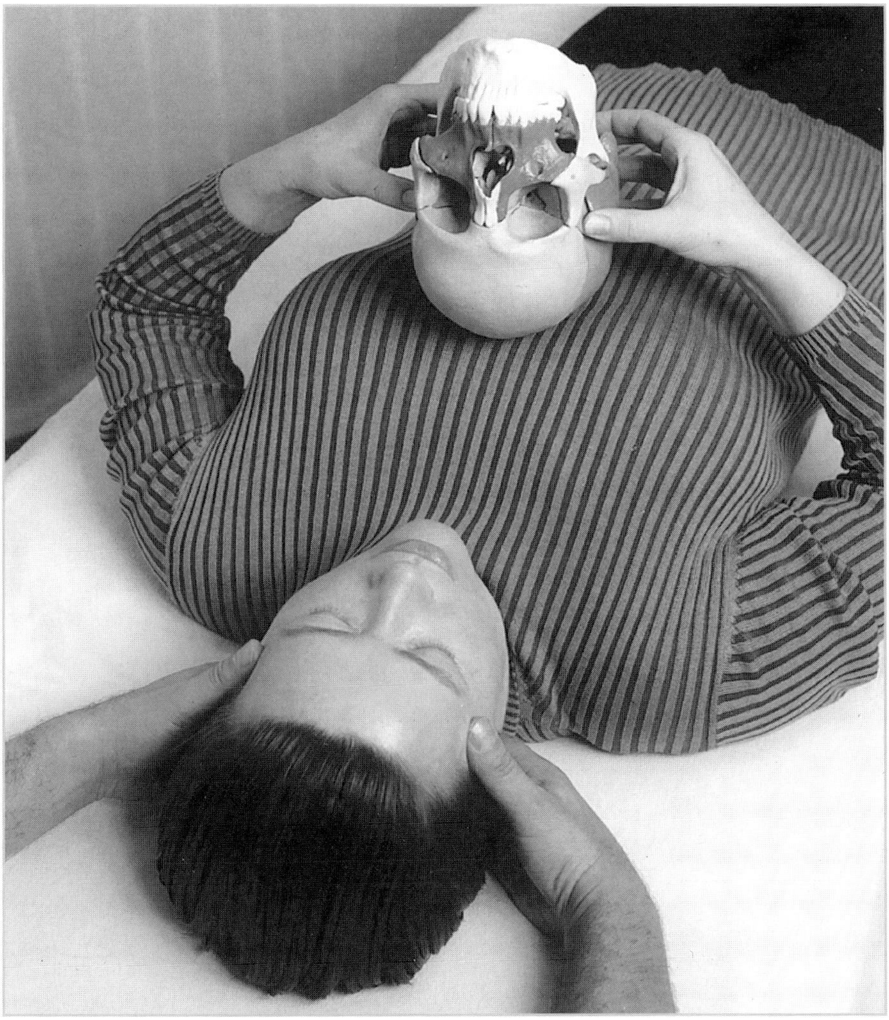

Abb. 90 Technik zur Dekompression des Sphenobasilargelenks.

Hirnnerven

Nervus olfactorius (*Abb. 91*)

Aufgabe: Riechen

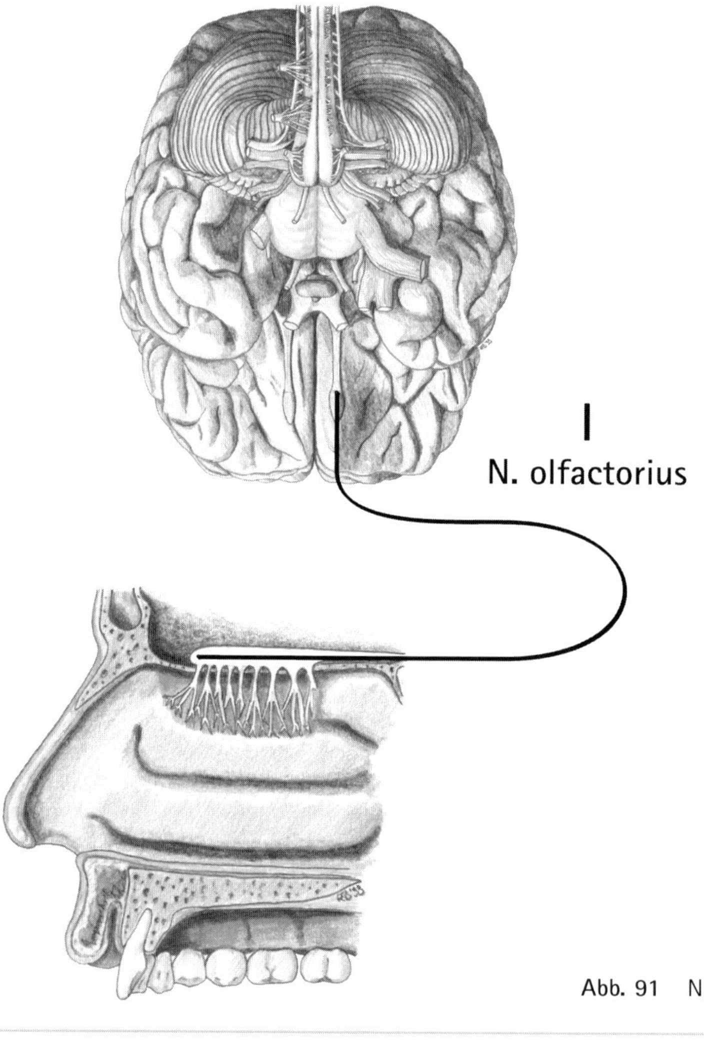

Abb. 91 N. olfactorius.

Dysfunktion: Anosmie, Dysosmie. *Häufig betroffen bei Infekten im Kopfbereich.*

Zugehörige anatomische Strukturen: Os ethmoidale, Os sphenoidale.

Nervus opticus (Abb. 92)

Aufgabe: Sehen

Dysfunkton: Gesichtsfeldausfälle, Doppelbilder. *Häufig betroffen bei Tumoren, MS, Maculadegeneration, Stoffwechselstörungen, Zosterinfektionen.*

Zugehörige anatomische Strukturen: Os sphenoidale, Tentorium cerebelli.

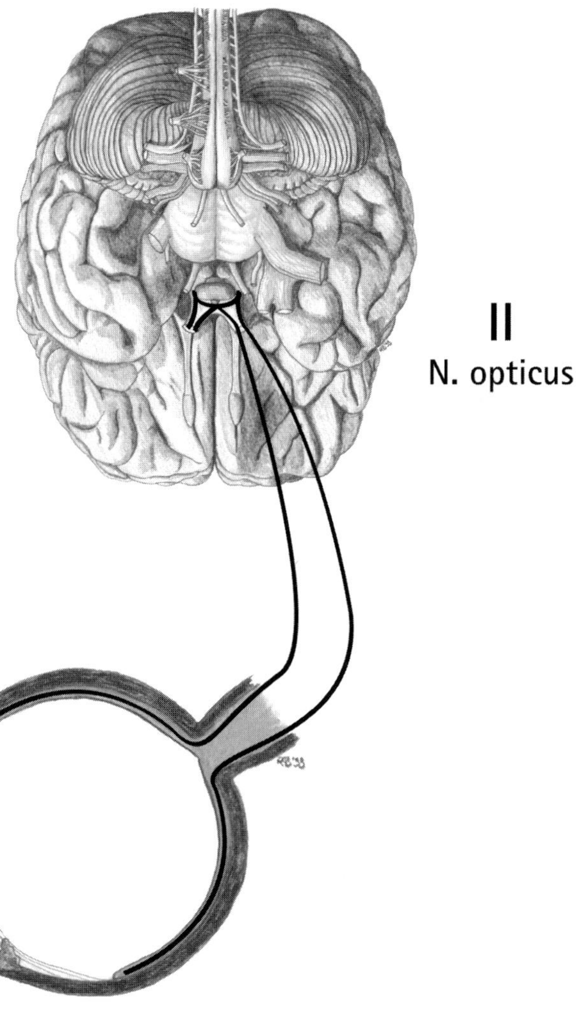

Abb. 92 N. opticus.

Nervus oculomotorius (Abb. 93)

Aufgabe: Innervation aller Augenmuskeln. *Ausnahme: M. rectus lateralis und M. obliquus superior sowie der Mm. ciliaris, dilator pupillae und sphincter pupillae.*

Dysfunktion: Strabismus, Ptosis, Mydriasis. *Häufiges Auftreten bei intracraniellen Blutungen, Schädel-Hirn-Traumen.*

Zugehörige anatomische Strukturen: Os sphenoidale, Sinus cavernosus, Tentorium cerebelli.

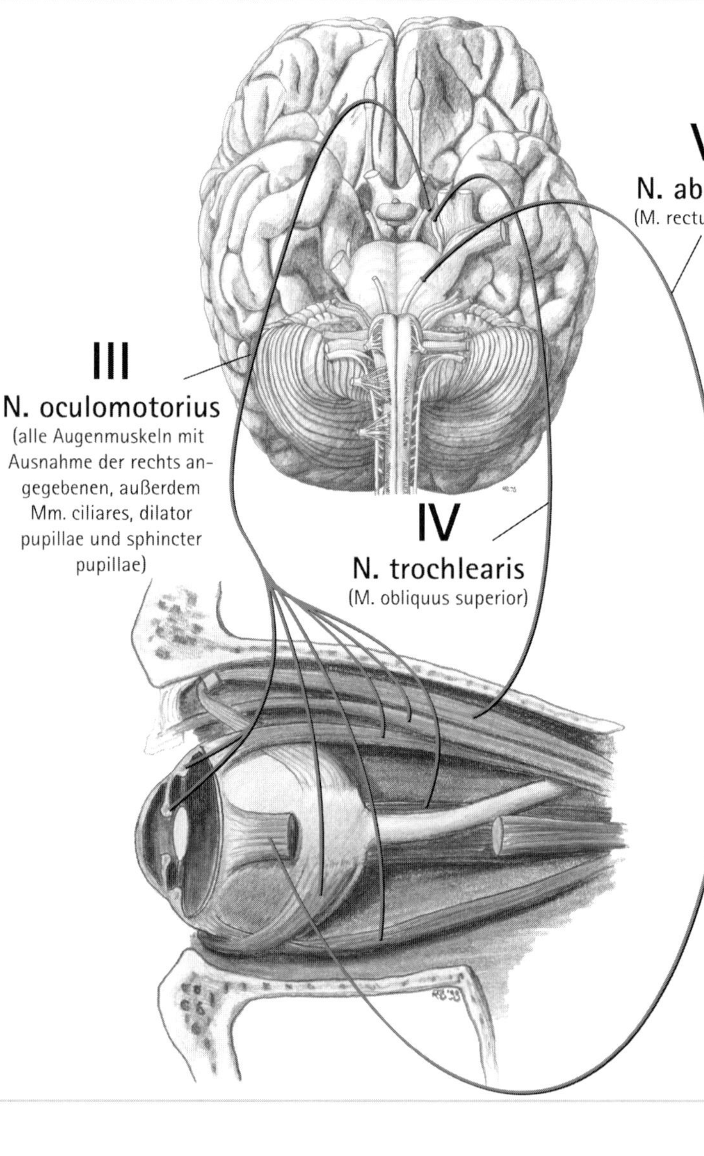

Abb. 93
N. oculomotorius, N. trochlearis und N. abducens.

Nervus trochlearis, Nervus abducens *(Abb. 93)*

Aufgaben des IV. und VI. Hirnnervs: Motorische Innervation des M. rectus lateralis und M. obliquus superior.

Dysfunktion: Störungen der Augenmotorik, Schielen, Doppelbilder.

Zugehörige anatomische Strukturen: s. III. Hirnnerv.

Nervus trigeminus *(Abb. 94)*

Aufgaben: Sensible Versorgung des Gesichtes, der Nebenhöhlen und Zähne. Motorisch versorgt er die Kaumuskulatur.

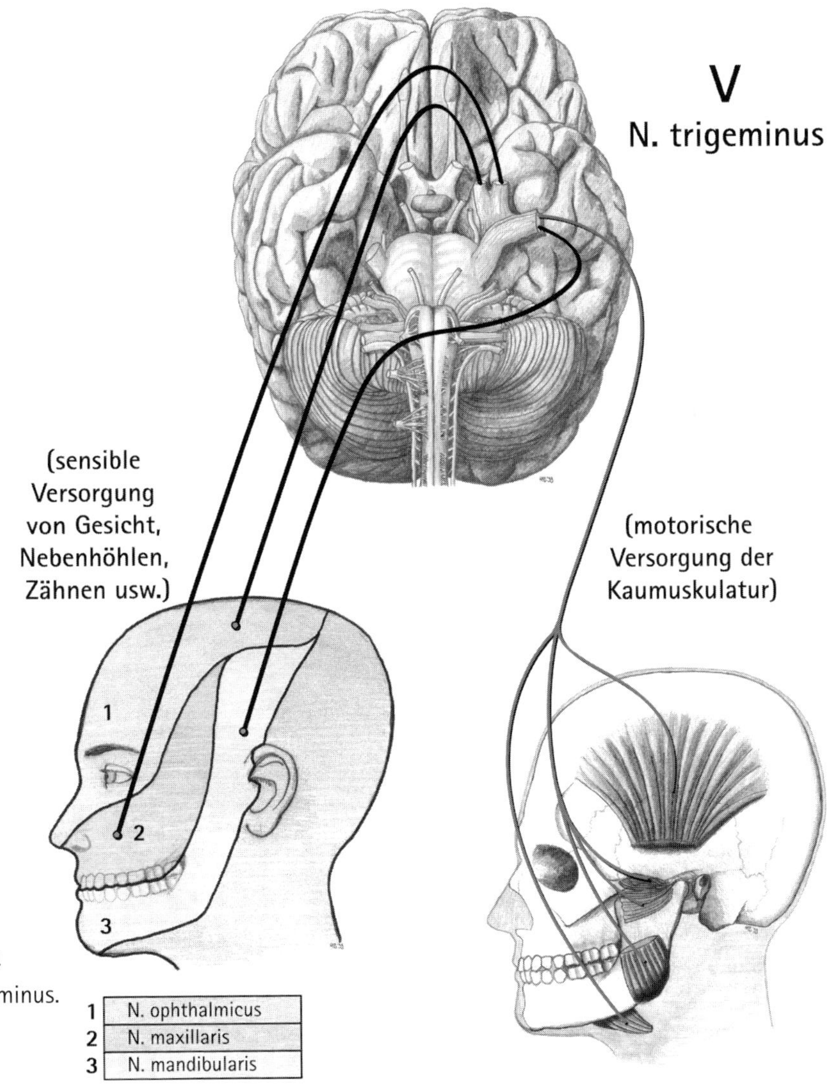

Abb. 94
N. trigeminus.

Dysfunktion: Migräne, Neuralgien, Tics.

Häufig gestört durch Entzündungen im Zahn-Kieferbereich sowie der Nebenhöhlen und durch Einwirkung von Zugluft.

Zugehörige anatomische Strukturen: Os temporale, Dura, C1-C2.

Nervus facialis / Nervus intermedius (Abb. 95)

Aufgabe: Motorische Innervation der mimischen Muskulatur. Sensible Versorgung der vorderen 2/3 der Zunge.

Dysfunktion: Sekretorische Störungen der Glandulae submandibularis, sublingualis und lacrimalis.
Sind bei Störungen die vorderen 2/3 der Zunge und der weiche Gaumen betroffen, beeinträchtigt dies Pfeifen und Trinken. Stirnrunzeln und Augenschluss sind nicht möglich. Es kommt zur Austrocknung des Auges.

Häufig nach Eingriffen im Mund-Kiefer-Bereich und bei Apoplex. (Den Unterschied zwischen zentraler und peripherer Parese erkennt man dadurch, dass bei der peripheren Parese alle drei Äste des Facialis betroffen sind, und bei der zentralen der Stirnast in seiner Funktion erhalten bleibt.)

Zugehörige anatomische Strukturen: Os temporale, Os mandibulare, Articulatio temporo-mandibularis.

Nervus vestibulocochlearis (Abb. 96)

Aufgaben: Der Nervus vestibularis versorgt das Gleichgewichtsorgan, kontrolliert die Lage des Kopfes im Raum und die Bewegung. Der zweite Anteil ist der Hörnerv.

Dysfunktion: Schwerhörigkeit, Schwindel, Nystagmus. *Oft mitbeteiligt bei Sinusitis und Mastoiditis.*

Zugehörige anatomische Strukturen: Os temporale, Articulatio temporomandibularis.

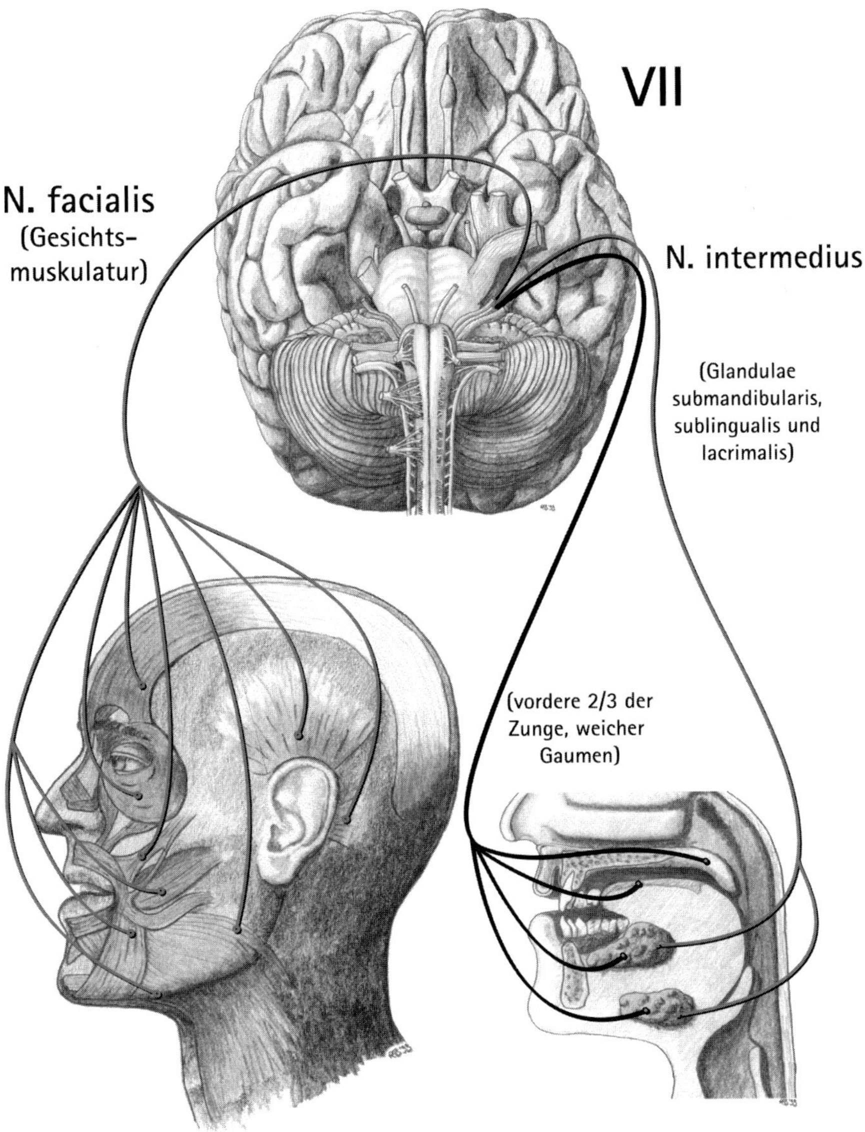

Abb. 95 N. facialis und N. intermedius.

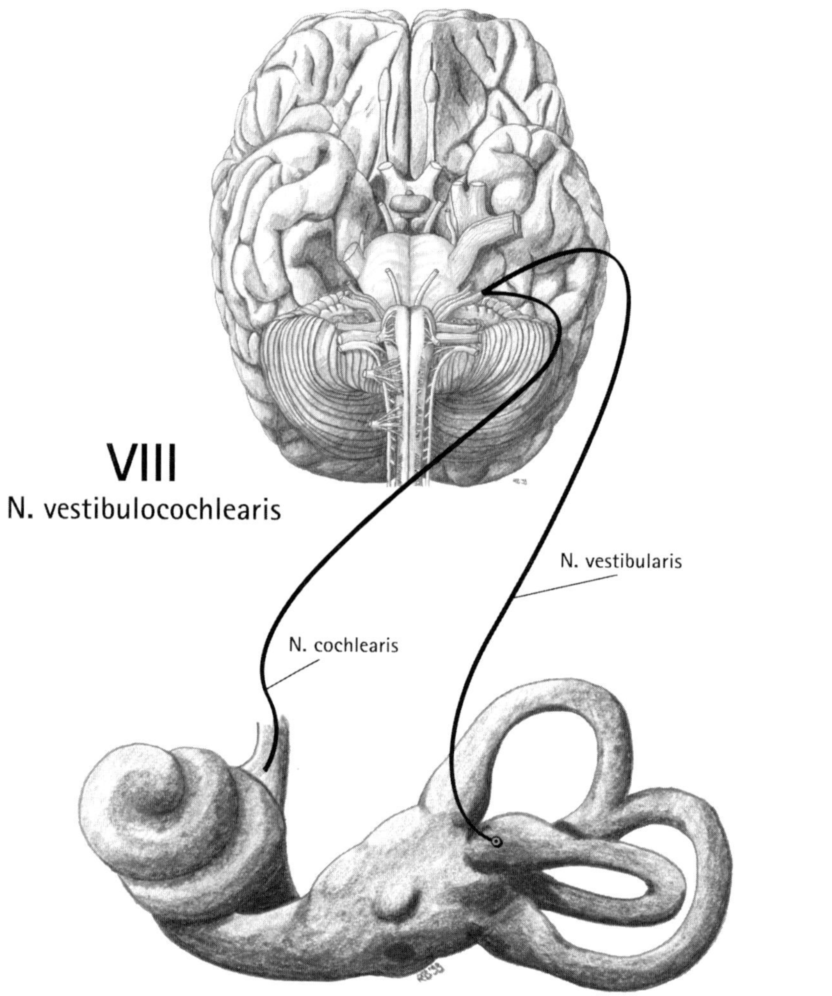

Abb. 96 N. vestibulocochlearis.

Nervus glossopharyngeus (Abb. 97)

Aufgaben: Versorgt den M. stylopharyngeus motorisch, sekretorisch die Parotis, einen Teil der Zungenpapillen, Tonsillen, Paukenhöhle, Tube und Mastoidzellen.

Dysfunktion: Schluckstörungen, Geschmacksstörungen der Zunge im hinteren Drittel, Mundtrockenheit.

Zugehörige anatomische Strukturen: Os occipitale, Os temporale, Foramen jugulare.

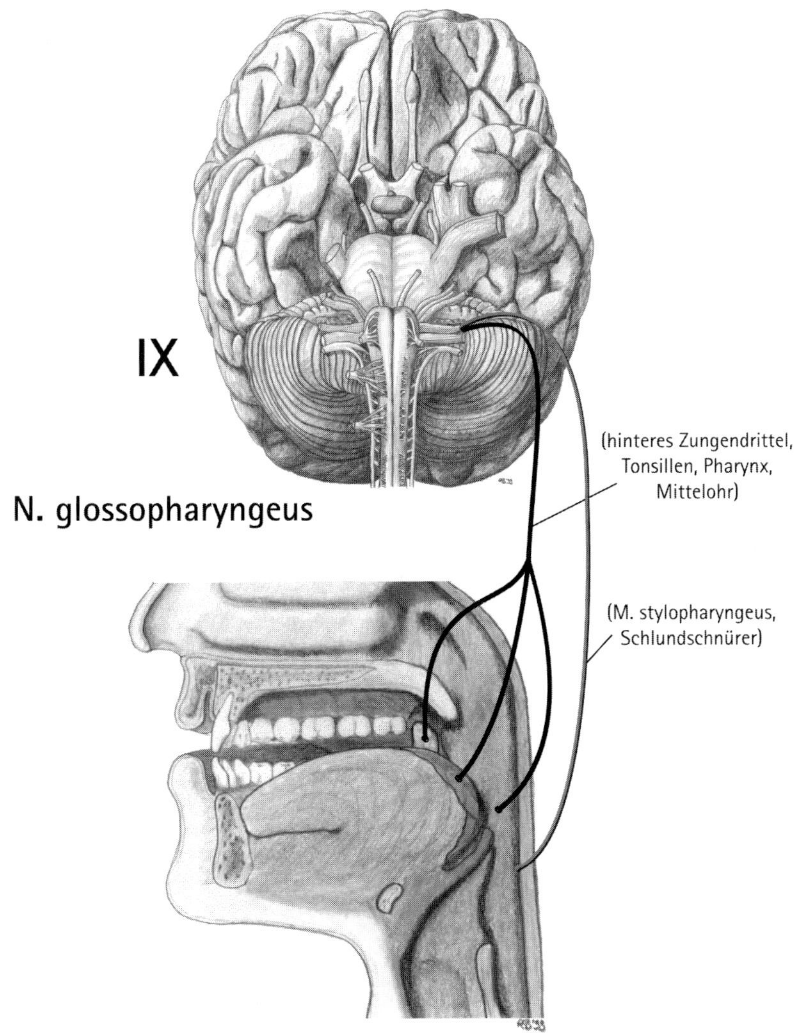

Abb. 97 N. glossopharyngeus.

Nervus vagus (Abb. 98)

Aufgaben: Motorisch versorgt er die Rachenmuskulatur, Schlundschnürer. Parasympathisch versorgt er die Organe unterhalb des Zwerchfells bis zur Mitte des Colon transversum und Herz, Lunge, Bronchien, Herzgefäße, Trachea. Sensible Teile des Ohrs, des äußeren Gehörgangs, des Trommelfells.

Dysfunktion: Sprechstörungen, Erbrechen, Dyspnoe, Dysphagie.

Zugehörige anatomische Strukturen: Os occipitale, Os temporale, Foramen jugulare.

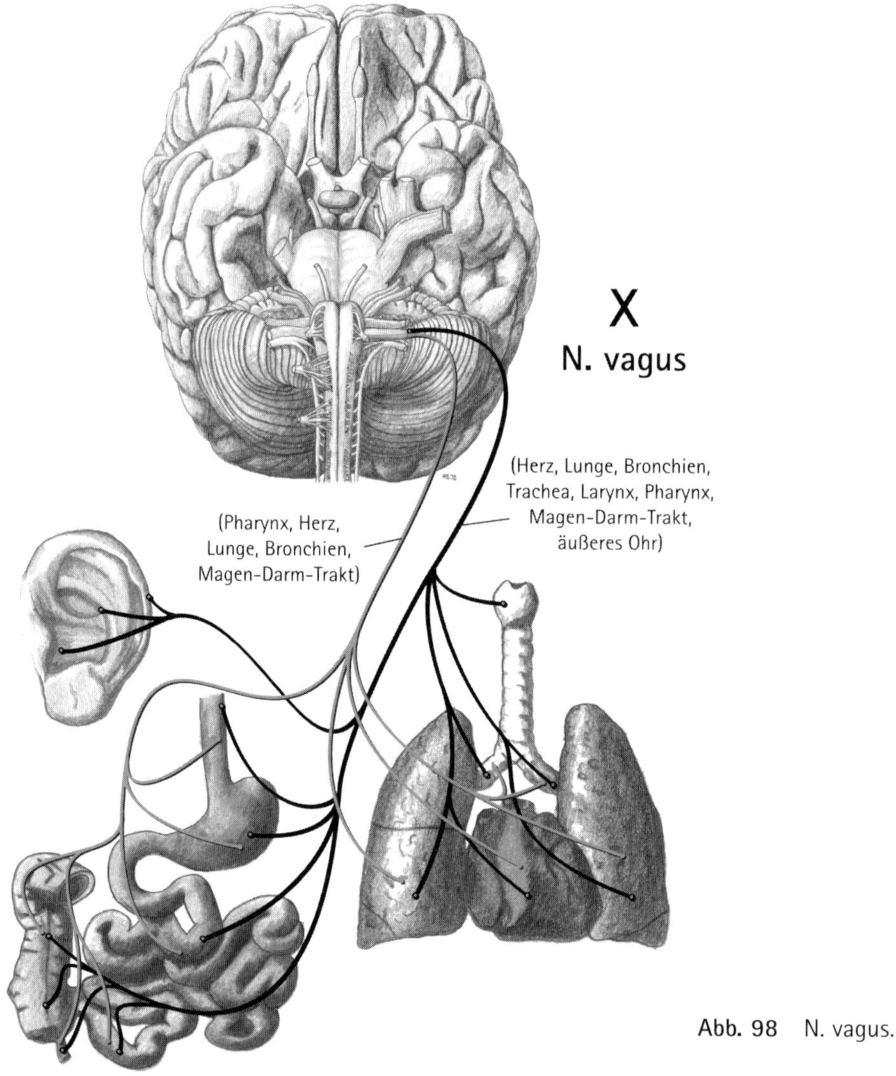

Abb. 98 N. vagus.

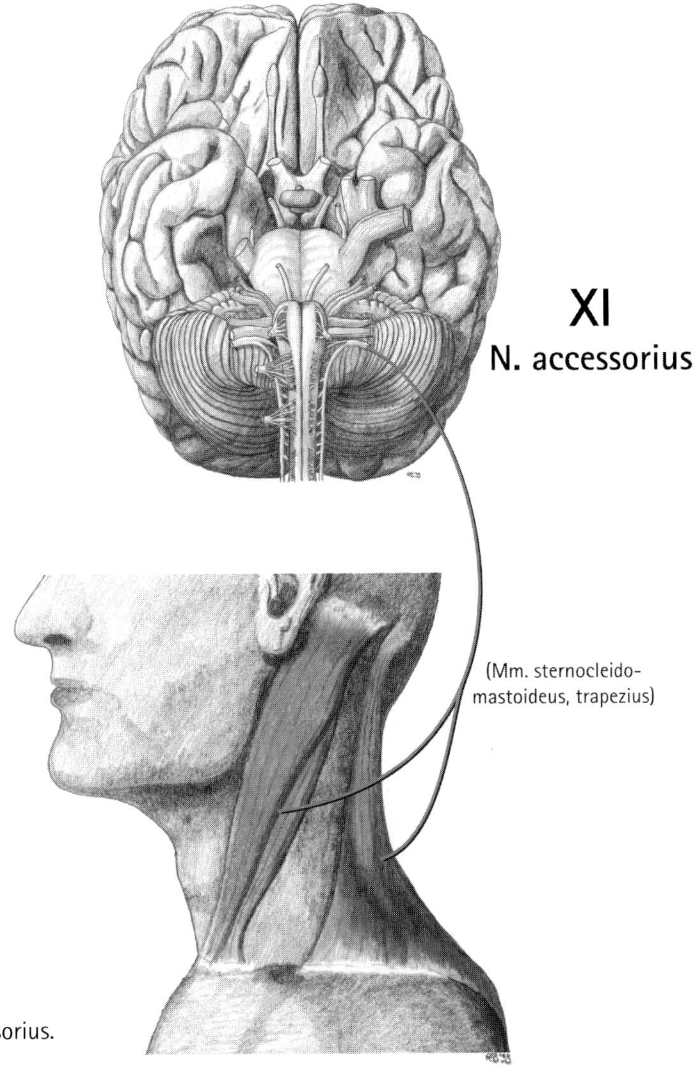

Abb. 99 N. accessorius.

Nervus accessorius (Abb. 99)

Aufgaben: M. trapezius und M. sternocleidomastoideus, M. tensor veli palatini und weicher Gaumen werden motorisch versorgt.

Dysfunktion: Bewirkt Torticollis, Verspannungen der Nackenmuskulatur.

Zugehörige anatomische Strukturen: Os occipitale, Os temporale, Foramen jugulare.

Nervus hypoglossus (Abb. 100)

Aufgaben: Motorische Versorgung der Zungenmuskulatur.

Dysfunktion: Zungenabweichung, Atrophie der Zunge, Saugprobleme. *(Ich habe die Erfahrung gemacht, dass sich eine Atlasfehlstellung hier negativ auswirken kann, z. B. beim Kiss-Syndrom).*

Zugehörige anatomische Strukturen: Os occipitale, Canalis hypoglossi.

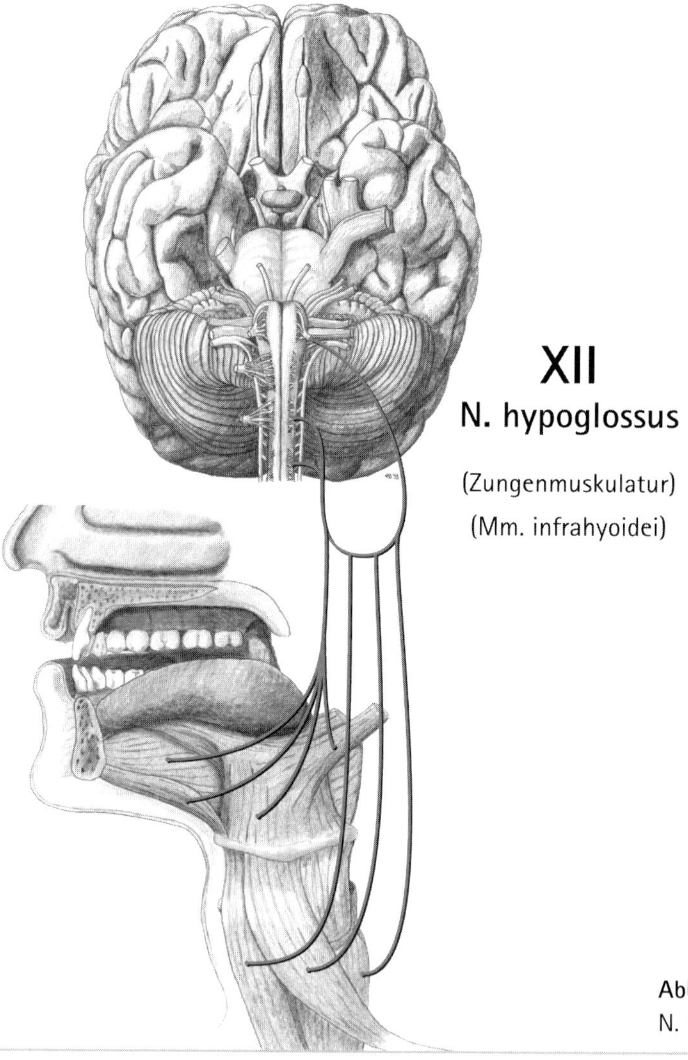

Abb. 100
N. hypoglosssus.

Zusammengefasste Darstellung der 12 Hirnnerven und ihrer Funktionen

I. N. olfactorius

Innervation

- Nasenschleimhäute

Funktion

- Riechen

Pathologie

- Anosmie
- Dysosmie

Betroffene Strukturen

- Ala major des Sphenoids
- Os ethmoidale

II. N. opticus

Innervation

- Retina

Funktion

- Sehen

Pathologie

- Gesichtsfeldausfälle
- Diplopie

Betroffene Strukturen

- Corpus sphenoidale
- Ala minor
- Tentorium cerebelli

III. N. oculomotorius

Innervation

- alle Augenmuskeln mit Ausnahme von M. rectus lateralis und M. obliquus superior

Funktion

- Augenhebung und -senkung
- mediale Bewegungen
- Verengung der Pupille
- Muskeln der Akkomodation und Oberlidhebung

Pathologie

- Strabismus divergens
- Ptosis
- Mydriasis
- Diplopie

Betroffene Strukturen

- Ala major und minor des Os sphenoidale
- Tentorium cerebelli

IV. N. trochlearis

Innervation

- M. obliquus superior

Funktion

- Augenbewegung

Pathologie

- Diplopie
- divergenter Strabismus
- Augenbewegung nach unten und außen eingeschränkt

Betroffene Strukturen

- Os temporale
- Dura mater spinale
- C1/C2

V. N. trigeminus

Innervation

- sensible Versorgung von Gesicht, Nebenhöhlen, Zähnen
- motorische Versorgung von Kaumuskulatur

Funktion

- Sensibilität von Mund
- Gesicht und Kaumuskulatur

Pathologie

- Ausfall des Ganglions gasseri sowie der 3 Äste: N. ophtalmicus, N. maxillaris, N. mandibularis
- Parese der Kaumuskulatur
- Neuralgien

Betroffene Strukturen

- Os temporale
- Dura mater spinalis
- C1/C2

VI. N. abducens

Innervation

- motorische Versorgung des M. rectus lateralis

Funktion

- Lateralbewegung des Augapfels

Pathologie

- Konvergenter Strabismus
- Diplopie

Betroffene Strukturen

- Os sphenoidale
- Os temporale

VII. N. facialis

Innervation

- sensorisch:
  - vordere 2/3 der Zunge
  - weicher Gaumen
- motorisch:
  - Gesichtsmuskulatur
- sekretorisch:
  - Glandulae sublingualis
  - submandibularis
  - lacrimalis

Funktion

- Mimik
- Drüsensekretion
- Sensibilität vorderer 2/3 der Zähne

Pathologie

- Facialislähmung:
  Störung der mimischen Muskulatur

Betroffene Strukturen

- Ganglion geniculatum
- Temporo-Mandibular-Gelenk

VIII. N. vestibulocochlearis

Innervation

- sensorisch:
  - Pars vestibularis
  - Pars cochlearis

Funktion

- Gleichgewicht
- Hören

Pathologie

- vestibulärer Schwindel
- Schwerhörigkeit
- Nystagmus

Betroffene Strukturen

- Temporo-Mandibular-Gelenk
- Os temporale

IX. N. glossopharyngeus

Innervation

- sensorisch:
  - Hinteres Zungendrittel
  - Tonsillen
  - Mittelohr
- motorisch:
  - M. stylopharyngeus
  - Schlundschnürer

Funktion

- Geschmack
- Sekretion der Speicheldrüsen
- Schlucken

Pathologie

- Schluckstörungen
- Geschmacksstörungen
- Mundtrockenheit

Betroffene Strukturen

- Os occipitale
- Os temporale
- Foramen jugulare

X. N. vagus

Innervation

- sensorisch:
  - Herz
  - Lunge
  - Bronchien
  - Trachea
    Larynx
  - Pharynx
  - Magen-Darm-Trakt
  - äußeres Ohr
- motorisch:
  - Pharynx

- Herz
- Lunge
- Bronchien
- Magen-Darm-Trakt
- – sekretorisch:
  - Drüsen
  - Magen-Darm- und Respirationstrakt

Funktion

- Herzfrequenzsenkung
- Steigerung der Darmperistaltik

Pathologie

- Gaumensegellähmung halbseitig
- Schluckstörungen
- Sprechstörungen

Betroffene Strukturen

- Os occipitale
- Os temporale
- Foramen jugulare

XI. N. accessorius

Innervation

- motorisch:
  - Mm. sternocleidomastoideus, trapezius

Funktion

- Drehung des Kopfes
- Schulterheben

Pathologie

- Schiefhals

Betroffene Strukturen

- Os temporale
- Os occipitale
- Foramen jugulare

XII. N. hypoglossus

Innervation

- motorisch:
  - Zungenmuskulatur
  - Mm. infrahyoidei

Funktion

- Zungenbewegung

Pathologie

- Zungenabweichung zur betroffenen Seite
- Atrophie der Zunge

Betroffene Strukturen

- Os occipitale
- Symphysis sphenobasilare

Kiefergelenk *(Abb. 101 bis 103)*

Einen besonderen Stellenwert für die Craniosacrale Osteopathie hat das Kiefergelenk. Hier bietet sich die Gelegenheit, vielfältige, dort auftretende Störungen, die auf das gesamte Muskel-Skelett-System, sowie auf Motorik und Sprache Auswirkungen haben, sanft, sicher und dauerhaft zu heilen. Wichtig sind die Kenntnisse über die nervale Versorgung des Kiefergelenks und die umgebenden Strukturen. Schmerzen können an verschiedenen Stellen auftreten:

- im und um das Kiefergelenk
- im und über dem Ohr
- seitlich an Kopf und Hals

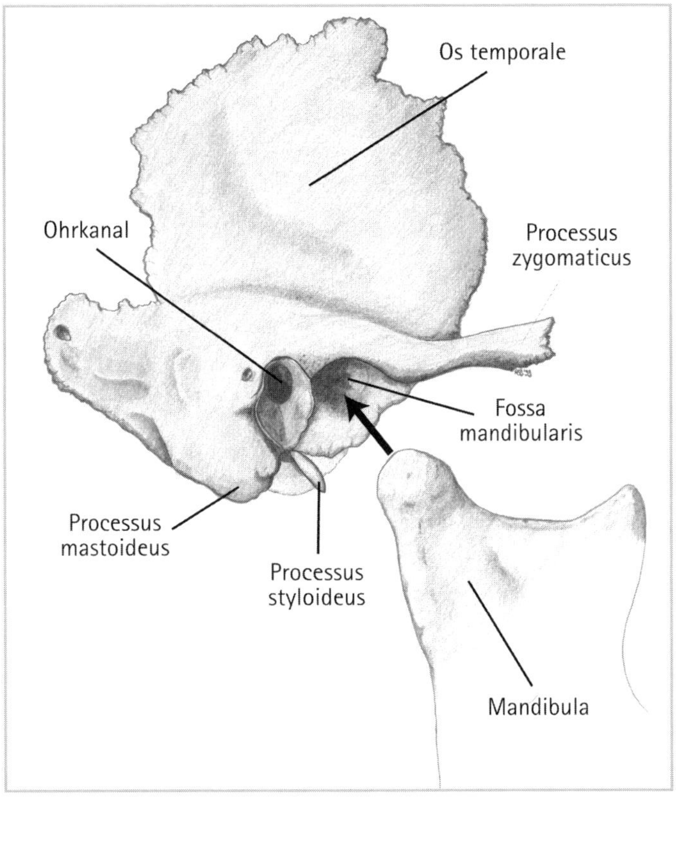

Abb. 101 Strukturen des Kiefergelenks.

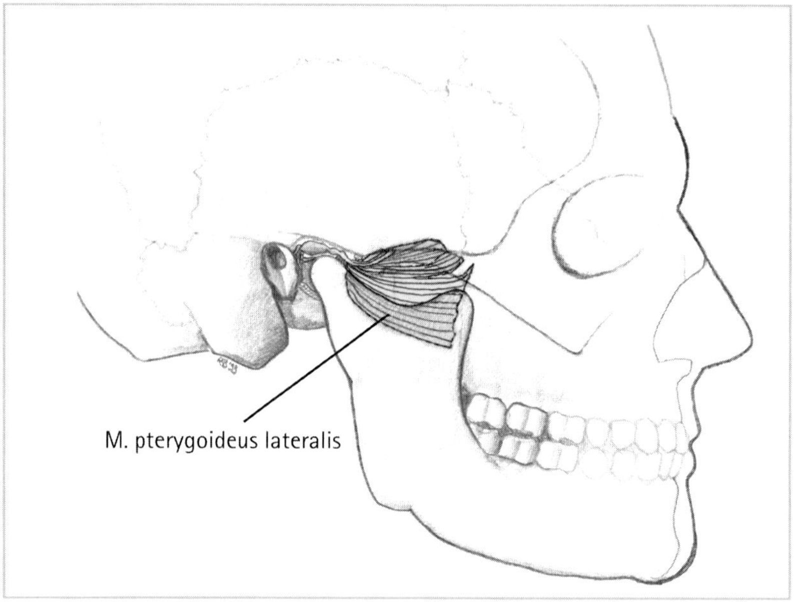

Abb. 102
Darstellung des Kiefergelenks.

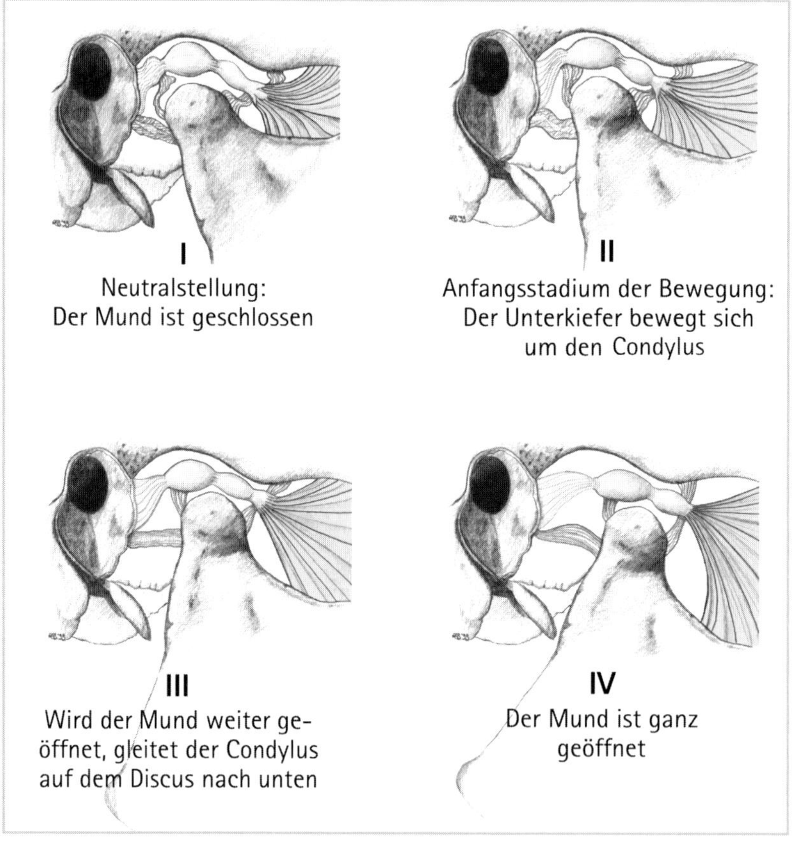

Abb. 103
Graphik über den Bewegungsablauf im Kiefergelenk.

- sonstige Beschwerden, die sich als Schwerhörigkeit, Ohrensausen und Schwindel manifestieren
- Beschwerden wie Schluckstörungen, Kloßgefühl, Brennen im Rachen
- Empfindungsstörungen seitlich der Zunge
- Empfindungsstörungen seitlich der Nase
- Sehstörungen
- Kiefersperre
- mangelndes muskuläres Gleichgewicht
- Trismus
- Zähneknirschen
- starkes Abnutzen der Zähne
- Hypo- oder Hypermobilität
- Sensibilitätsstörungen der Mund- und Rachenschleimhäute
- Herpesinfektionen der Rachen- und Mundschleimhäute sowie der äußeren Gehörgänge und des Gesichtes.

Versucht man Störungen dieser Art mit konventionellen Behandlungsmethoden Herr zu werden, wie z. B. mit Okklusionsschienen, physiotherapeutischem Muskeltraining oder einer gezielten Schmerzbehandlung durch Injektionen an Triggerpunkten, ist das Ergebnis oft unbefriedigend.
Ziel der cranialen Arbeit ist es, die genannten Störungen an der eigentlichen Ursache, die in den meisten Fällen in einer Dysfunktion der beteiligten membranösen und knöchernen Strukturen liegt, zu verstehen und durch dort ansetzende ausgleichende Grifftechniken gezielt zu beheben.

Da das Kiefergelenk für uns eine besondere Bedeutung hat, gehe ich hier noch einmal auf dessen Anatomie ein *(s. Abb. 103)*.

Anatomie und Biomechanik des Kiefergelenks

Os temporale

Dieser Knochen besteht aus vier Teilen
- Pars squamosa
- Pars petrosa
- Pars tympanica
- Processus styloideus.

Die Pars squamosa ist sehr dünn und schuppenförmig. Der freie halbkreisförmige untere Rand überlappt das Os parietale und ist von innen abgeflacht. Der vordere Bereich dieses Randes ist von oben dünn und unten dick. Der obere Teil ist ebenfalls von innen abgeflacht. Der untere

Teil, der mit der Ala major des Os sphenoidale zusammentrifft, ist von außen zugeschärft. Der Processus zygomaticus zieht nach vorn und trifft auf das Os zygomaticum. Die Fossa mandibularis, welche glatt, oval und konkav ist, bildet ein Gelenk mit der Gelenkscheibe des Kiefergelenkes und dem Caput mandibulae.
Die Pars petrosa bildet den hinteren Teil des Os temporale. Sie umschließt die Cellulae mastoidae und trifft auf den posterior-inferioren Winkel des Os parietale und des Occiputs.
Die Mm. sternocleidomastoideus, splenius capitis und longissimus capitis setzen am Processus mastoideus an. Die Pars petrosa zieht medial und ventral zwischen Occiput und Os sphenoidale in die Schädelbasis und trifft auf beide Knochen. Die Artikulation zwischen Os temporale und Occiput ist mechanisch sehr komplex. Die Pars petrosa trifft auf den lateralen Rand der Pars basilaris. Hinter der Artikulation liegt die Fossa jugularis, die zusammen mit dem Tuberculum jugularis des Occiputs, das Foramen jugulare bildet. Im Hintergrund dieses Foramens trifft die jugulare Fläche des Schläfenbeins mit dem Processus jugularis des Occiputs zusammen. Dazwischen liegt eine knorpelige Scheibe. Hinter diesem Bereich, der als Drehpunkt funktioniert, trifft die Pars mastoidea auf den unteren lateralen Rand der Squama occipitalis (Sutura occipitomastoidea).

Beziehungen zu den Nerven

Neun der zwölf Hirnnerven stehen in enger Beziehung mit dem Schläfenbein.
Der N. oculomotorius tritt aus dem Gehirn, verläuft ventral und liegt im dreieckigen Raum zwischen den freien und befestigten Rändern des Tentorium cerebelli. Der Nerv durchtritt die innere Schicht der Dura mater auf der lateralen Seite des Processus clinoideus posterior, verläuft quer über das Dach und führt, weiter ventral, caudal zur lateralen Wand des Sinus cavernosus, wo er über dem N. trochlearis liegt.
Der Verlauf des N. trochlearis ist unmittelbar unter dem freien Rand des Tentorium cerebelli durch die Dura mater, etwas hinter dem Processus clinoideus posterior. Er führt weiter ventral zur lateralen Wand des Sinus cavernosus unter den N. oculomotorius und über den N. opticus. Hier kommt er in ganz enge Verbindung zu dem Ramus tentorii, der etwas unter diesem Nerv liegt.
Die enge Beziehung des N. trigeminus zur Spitze der Pars petrosa und den duralen Bändern und Umhüllungen spielt eine entscheidende Rolle bei Störungen des Kiefergelenks.

Der N. abducens durchbricht die Dura lateral des Dorsum sellae des Os sphenoidale und verläuft weiter vorwärts, bis er den oberen Rand der Pars petrosa in der Nähe des Apex überquert. In dieser Lage liegt er unterhalb der Abducensbrücke.
Hierbei handelt es sich um ein faseriges Band, welches den lateralen Rand des Dorsum sellae mit dem oberen Rand des medialen Endes der Pars petrosa des Schläfenbeins verbindet. Der N. facialis führt in den inneren Gehörgang, nimmt einen weitschweifigen Verlauf durch das Innere des Felsenbeins und tritt beim Foramen stylomastoideum aus dem Knochen, wo er zahlreiche Verbindungen mit anderen Nerven aufnimmt. Der N. vestibulochochlearis zieht zusammen mit dem N. facialis durch den innneren Gehörgang in das Felsenbein, um den Vestibularapparat (Gleichgewichtsorgan) und die Cochlea (Hörorgan) zu versorgen. Das membranöse Labyrinth des Innenohrs führt in den Saccus endolymphaticus, eine Sackgasse, die sich unter der Dura mater auf der posterioren Fläche des Felsenbeins ausweitet.
Die Nn. glossopharyngeus, vagus und accessorius verlaufen eng an Schläfenbein und Occiput, wenn sie, zusammen mit den Vv. jugulares, den Schädel durch die Foramina jugulares verlassen.

Blutversorgung

85 % bis 90 % des venösen Blutes aus dem Gehirn verlässt die Schädelhöhle durch diese zwei Foramina. Die arterielle Versorgung des Gehirns steht in einer ähnlichen Beziehung zu den Schläfenbeinen. Die A. carotis interna führt in den Canalis caroticus auf der unteren Fläche der Pars petrosa des Schläfenbeins, windet sich nach ventral und medial, verlässt den Kanal zwischen dem Apex der Pars petrosa und dem Sulcus caroticus im Os sphenoidale und tritt in die Schädelhöhle ein zusammen mit dem sympathischen Nervenplexus.
Die A. meningea media führt zwischen der Ala major des Os sphenoidale und der Squama temporalis über die Artikulation sowie über die Sutura parietosquamosa.

Muskeln und Bänder

Der Processus styloideus kommt caudal und ventral aus der Unterseite des Knochens.
Drei Muskeln setzen an diesem Dorn an: M. stylohyoideus, M. stylopharyngeus und M. styloglossus.
Das Lig. stylomandibulare führt von der Spitze des Processus styloideus an den hinteren Rand des Kieferwinkels.

Das Lig. sphenomandibulare verläuft von der Spina ossis sphenoidalis zur Lingula mandibulae.
Die Capsula articularis und das Lig. laterale befestigen das Kiefergelenk und seine Gelenkscheibe. Somit wird der Kiefer an den Unterseiten beider Ossa temporalia und des Sphenoids durch Bänder aufgehängt.

Biomechanik des Kiefergelenks

Folgende Knochen und Weichteilstrukturen sind in die Funktion des Kiefergelenks mit einbezogen

- Os temporale mit folgenden Strukturen
  - Fossa mandibularis
  - Trommelfell
  - Processus mastoideus
  - Ohrkanal
  - Gleichgewichtsorgan
  - Processus zygomaticus.
- Os sphenoidale
  - Ala major
  - Processus pterygoideus
  - Mm. pterygoideus lateralis und medialis.
- Discus articularis des Kiefergelenks
- retrodiscales Gewebe
- Kapsel
- Bänder
- Os mandibulae
- Caput mandibulae
- M. temporalis
- M. masseter.

Dysfunktionen des Temporo-Mandibulargelenks (Abb. 104 und 105).

Die häufigsten Dysfunktionen

- Einklemmung des Discus mit Knackgeräuschen beim Öffnen des Mundes
- Kompression des Caput mandibulae in die Fossa mandibularis aufgrund einseitig verkrampfter Muskeln
- Bissfehlstellungen mit fehlendem Kontakt der Molaren oder anderer Zähne.

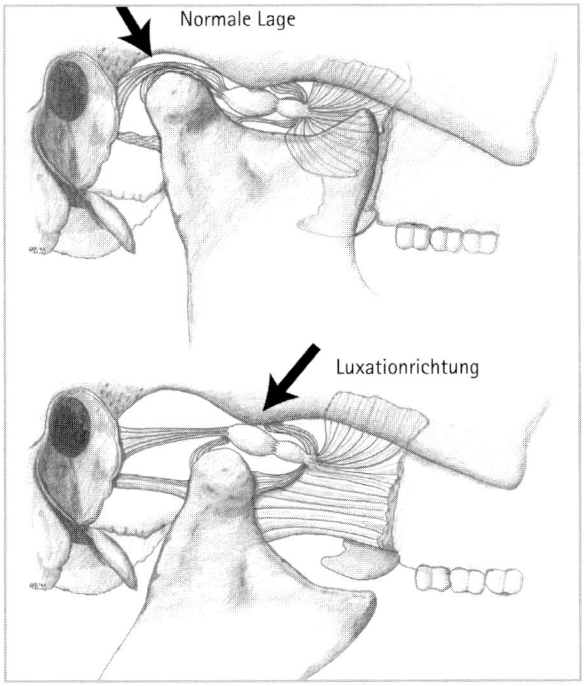

Abb. 104 Fehlstellung des Kiefergelenks und die normale Lage.

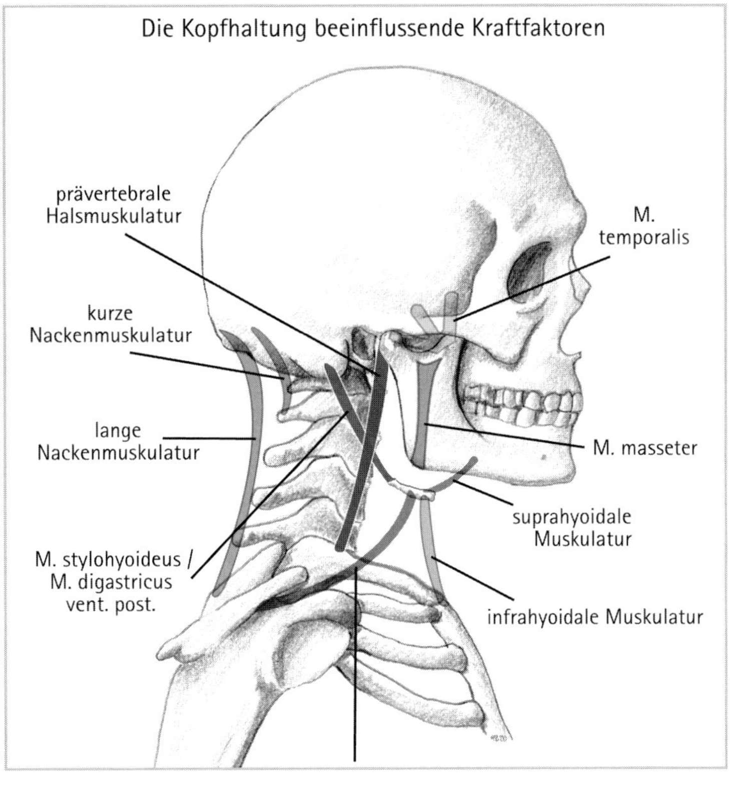

Abb. 105 Strukturen der Halswirbelsäule.

Dysfunktionen können auch von anderen, übergeordneten Segmenten ausgehen:
Über- oder unterstimuliertes Segment (s. Kapitel über limbisches System sowie über Fehlfunktionen des Trigeminus, S. 158).

Bedeutung der Zähne in der Craniosacralen Osteopathie

Die Zähne haben in der Craniosacralen Osteopathie einen besonderen Stellenwert. Wie in allen anderen Geweben und Organen bauen sich auch hier Spannungen auf. Ist die Spannung zu groß, kommt es zu Zahnschmerzen oder aber zu Fehlstellungen der einzelnen Zähne oder Zahnreihen.
Die Zähne geben uns aufgrund ihrer Stellung Auskunft über unbewusste Spannungszustände des Patienten. Über Zahneindrücke am Zungenrand kann man klar erkennen, dass Zähne während der Ruhephase aufeinander gepresst werden, was wiederum ein Zeichen für psychische Belastung des Patienten ist.
Was stellt der Therapeut während der Anamnese und Untersuchung fest? Die Patienten berichten über Migräne und Vergrößerung der Zahnlücke zwischen den beiden Schneidezähnen, oder ein Zahn schiebt sich weiter nach vorne.
Für Zahnanomalien und Spannungszunahme gibt es mehrere Gründe. Jeder Zahn wird einem Organ, bzw. einer bestimmten Struktur zugeordnet. Die Schneidezähne allerdings haben eine direkte Verbindung zur Falx cerebri über den Oberkiefer und das Os ethmoidale.
Treten hier Spannungszustände wegen falscher Stressbewältigung auf, so nimmt automatisch aufgrund der anatomischen Beziehung, die Spannung der Falx cerebri zu. Der Oberkiefer reagiert häufiger mit Fixationsbewegungen. Die Folge ist, dass sich jetzt auch die Zähne in ihrer Lage verschieben.
Ich habe die Erfahrung gemacht, dass sich z. B. Bewegungsstörungen bei Kindern im Zahnwechsel verschlechtern. Arbeitet man in diesem Fall mit der Craniosacralen Osteopathie, kommen kaum Reaktionen. Sind die neuen Zähne dann ganz durchgebrochen, kann man mit dieser Therapie sehr gute Ergebnisse erzielen.
Während der Behandlung hat man oft das Gefühl, dass sich einzelne Zähne herausdrehen möchten. Bei anderen Patienten kommt es zu starken psychischen Reaktionen, wenn man die Zähne selektiv behandelt.

Os sacrum und Os coccygis

Verbindungen des Os sacrum

- Fünfter Lendenwirbel
- Os coxae
- Os coccygis.

Die fünf Sacralwirbel sind zu einem Knochen verschmolzen.

Verbindungen des Os coccygis

- Os sacrum.

Das Os coccygis setzt sich aus drei bis vier rudimentären Wirbeln zusammen.

Beschreibung der Sacrum-Kontaktaufnahme

LAGERUNG

- Patient liegt in Rückenlage.
- Therapeut steht seitlich der Liege in Beckenhöhe des Patienten.

AUSFÜHRUNG

Mit der Kopfhand des Therapeuten wird das gegenüber liegende Bein des Patienten in Knie- und Hüftgelenk flektiert und in Richtung des Therapeuten rotiert. Dabei wird das Becken leicht angehoben. Die Fußhand nimmt von medial-caudal über D1-D5 und dem Handteller Sacrum-Kontakt. Die Spitze des Os coccygis liegt mittig im Handteller nahe den Daumenballen *(Abb. 106)*.

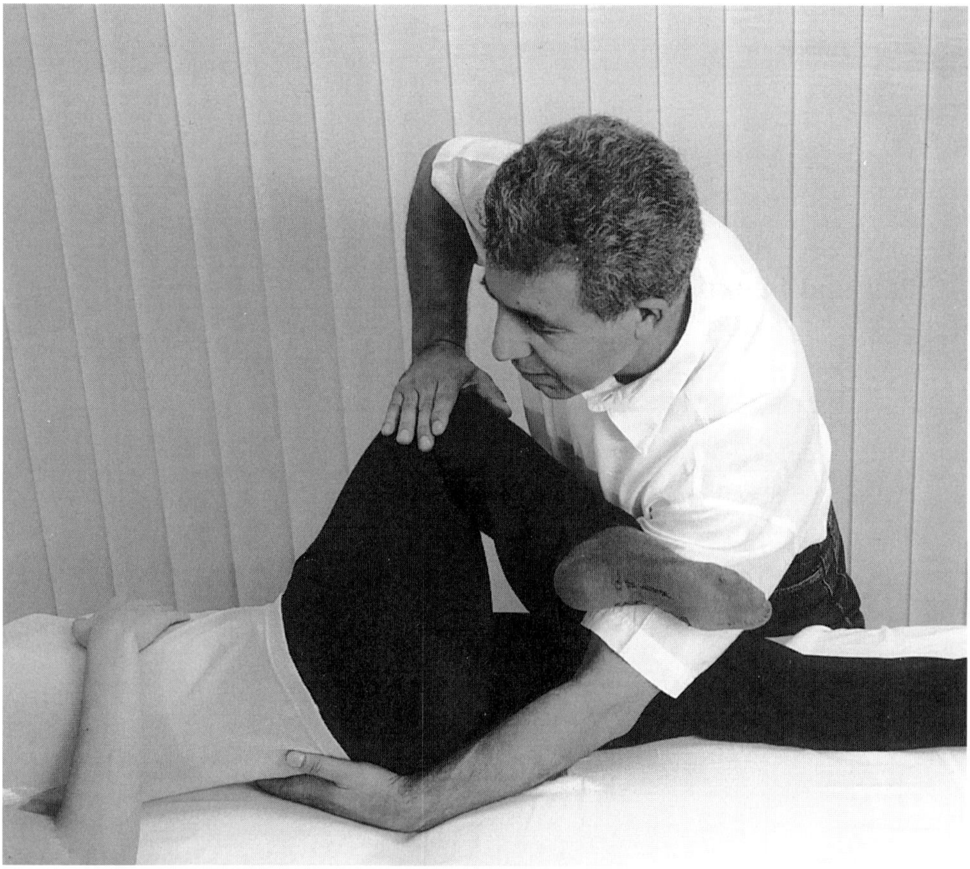

Abb. 106 Kontaktaufnahme am Sacrum.

Die Körperfaszien

Aufbau und Funktion der Diaphragmata *(Abb. 107)*

Ohne die Faszien würde das craniosacrale System nicht funktionieren. Erst der Zusammenhalt einzelner Körperstrukturen durch die Faszien, die eine bindegewebige Struktur haben, macht ein Funktionieren der Organe möglich, die während ihrer Arbeit eine Formveränderung erfahren, z. B. Herz oder Lunge während des Ein- und Ausatmens.

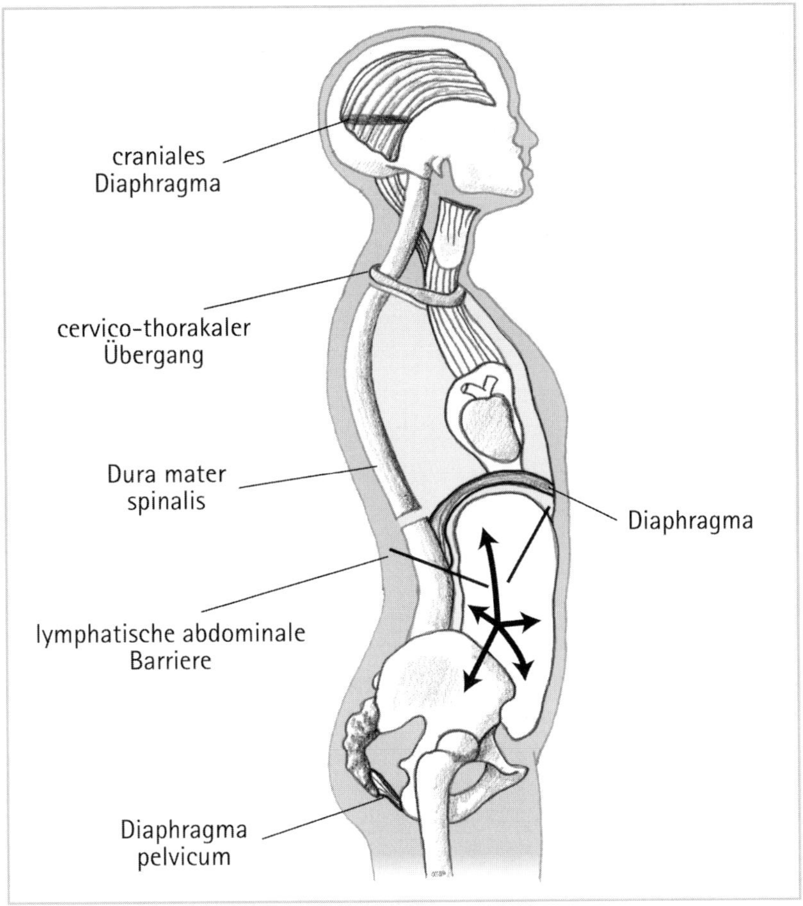

Abb. 107
Anordnung der Diaphragmata.

Die Faszien bilden Ligamente, Kapseln und Organhüllen. Dadurch bieten sie Stabilisation und Schutz. Ferner grenzen Faszien Zellen mit unterschiedlichen Aufgaben voneinander ab, umhüllen Muskeln und Gefäße und sind aufgrund ihrer Propriorezeptoren an der Körperhaltung beteiligt. Körperfaszien sind vorwiegend longitudinal angeordnet. Dadurch erklärt sich auch die Gleitfähigkeit der Muskeln und Sehnen. Die Faszien sind nicht nur in die Bewegungsmechanik und in den Stoffwechsel integriert, sondern besitzen auch eine Speicherfunktion im menschlichen Organismus etwa wie eine Art zweites Gehirn. Vergleicht man sie mit modernen Kommunikations- und Speicherungssystemem, würden sie einer Computerfestplatte entsprechen. Für den Organismus sind hier Traumata jederzeit abrufbar, sofern sie für das biologische System Stress bedeuten.

Traumatisierung und Funktionsstörungen

Erleidet der Mensch ein Trauma physischer Art, wie z. B. einen Unfall oder eine Operation, wird diese Situation vom Körper registriert und nach der Heilungsphase neutralisiert. Gelingt es dem Körper nicht, diese Neutralisierung zu erreichen, kommt es zu ständigem Stress für das vegetative Nervensystem und dem entsprechend betroffenen Segment. Der Organismus ist in der Lage, diesen Stress eine Zeitlang zu kompensieren, ja er wird sogar dazu gezwungen, um überhaupt seine physiologischen Funktionen erfüllen zu können. Diese Kompensation lässt sich allerdings nur einen begrenzten Zeitraum durchführen.
Ist der Organismus damit überfordert, treten Krankheitssymptome auf. Sie sind oft so grotesk und unverständlich für den Arzt, dass der Patient zu Unrecht in manchen Fällen als Simulant verkannt wird. Das ist allerdings verständlich, lassen sich die geschilderten Symptome des Patienten doch nicht der gewohnten Pathologie zuordnen.

Bei einer Bauchoperation werden z. B. die longitudinalen Körperfaszien durchtrennt. Die darunter liegenden Organe und die segmental dazu geordneten Körperstrukturen, z. B. Gelenke, können eine Arthrose mit induzieren (siehe das Federstoßdämpfermodell nach Upledger). So lässt sich erklären, dass eine Operation des rechten Unterbauches eine Arthrose des rechten Hüftgelenks auslösen kann, eben durch Verkürzung der Faszienkapsel und der muskulär zugeordneten Strukturen. Diese Arthrose kann wiederum durch fortgesetzte fasziale Spannungen zu einer Fehlstellung des Kiefergelenks und des Sphenoids führen. Verblüffend für den Patienten ist es, dass es durch eine Behandlung mit Craniosacraler Osteopathie am Sphenoid oder Unterkiefer zu einer sofortigen

Verbesserung der Arthrose und zu einer Entspannung in dem Funktionskreis Gelenk, Muskel, Faszie kommt. Nach der Korrektur der Fehlfunktionen kehrt das Gewebe in seinen ursprünglichen Zustand zurück. Das nennen wir Heilung.

Psychische Traumatisierungen und Energiezysten

Jeder kennt die Situation des Erschreckens. Der Körper wird starr, man reißt die Hände vor das Gesicht, und die Augen sind weit aufgerissen. Diese Starrheit findet allerdings nicht nur äußerlich statt. Sie erstreckt sich auch auf das Craniale System. Jede Bewegung erstarrt für einen Moment, der craniale Rhythmus gerät aus dem Gleichgewicht.
Die zweite Situation: Man fällt von der Schaukel und landet auf seinem Steißbein. Der hier vom Untergrund aufgefangene Stoß wird vom Körpergewebe gedämpft und absorbiert.
Wird diese Energie nicht unmittelbar entlassen, d. h. behandelt, manifestiert sie sich im Gewebe in Form einer Abkapselung, der sogenannten Energiezyste.

Wenn man sich z. B. das Schienbein stößt, wird man es in jedem Falle halten oder auch reiben. Das entspricht eigentlich nur der hier gemeinten Behandlung, also dem Verteilen der eingedrungenen Energie. Dadurch wird im günstigsten Fall die Bildung einer Energiezyste vermieden.

Das Ausschelten eines Kindes oder eine verabreichte Ohrfeige haben den gleichen Effekt. Das Kind fängt an zu schreien, um die so aufgenommene negative Energie abzubauen, oder es erstarrt, und es kommt zu einer Energieblockierung im Körper.
Durch Energiezysten wird der physiologische Ablauf der Körperfunktionen gestört. Das kann sich in Form von Behinderung der Lebensernergie wie Depression, Antriebsarmut oder Hyperaktivität äußern. Auch eine Überstimulierung von Körpersegmenten, z. B. Überproduktion von Magensäften oder eine gestörte Libido sind möglich.
Nach Wilhelm Reich können sich Blockierungen in verschiedenen Körpersegmenten zeigen *(Abb. 108)*.

Oculare Panzerung

Sie betrifft die Augen. Diese Panzerung führt zu einer Kontraktur und schließlich zur Bewegungsunfähigkeit des Auges und der dazugehörigen Strukturen. Es kommt zu einem maskenhaften leeren Blick. So kann Kurzsichtigkeit oder Astigmatismus entstehen. «Patient will etwas nicht sehen.«

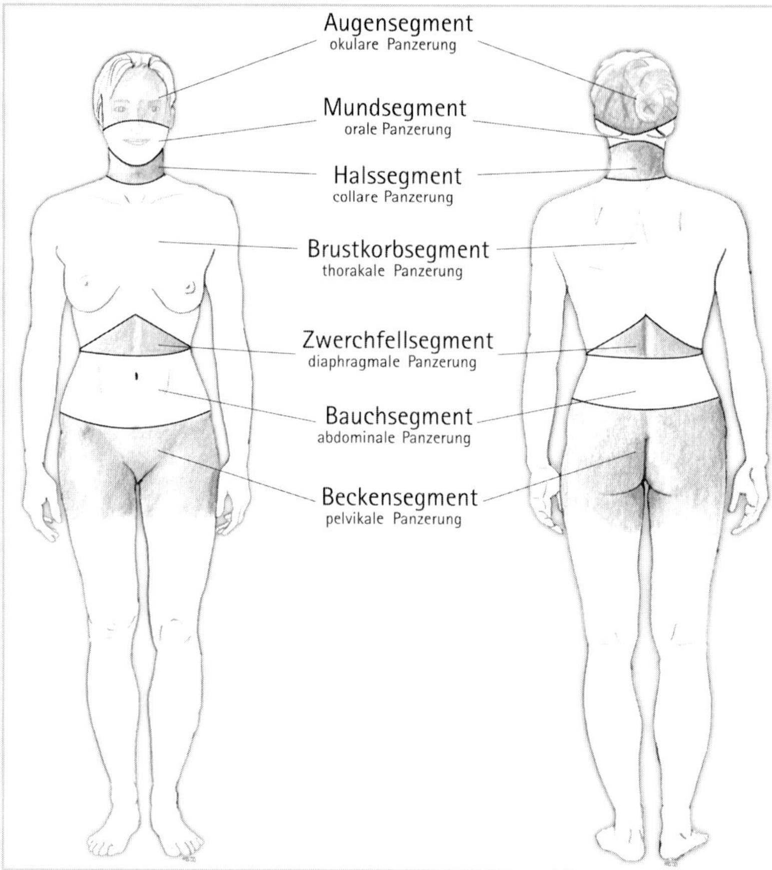

Abb. 108 Darstellung der sieben Körpersegmente.

Orale Panzerung

Sie betrifft den Mund, das gesamte Kinn, den Schlund, den oberen Nacken, die Mundringmuskulatur und die dazugehörigen Strukturen. Hier liegt oft die erste Traumatisierung schon in der Saugphase. Auch Wut konzentriert sich oft im Unterkiefer und verursacht Kiefergelenksprobleme, sowie Kau-, Schluckstörungen und daraus resultierende Zahnfehlstellungen. Man sollte in diesem Zusammenhang auch an Ernährungsstörungen wie z. B. Bulimie denken.

Collare Panzerung

Die Panzerung in diesem dritten Segment verhindert den Durchfluss von Körperenergie in den cervicothoracalen Übergang. Viele Schilddrüsenstörungen haben hier ihre Ursache. Oft finden wir bei den betroffenen Patienten Schwierigkeiten in der Kommunikation. Emotionen werden heruntergeschluckt. »Etwas bleibt einem im Hals stecken.«

Öffnung des zervicothorakalen Übergangs

LAGERUNG

- Patient liegt in Rückenlage.
- Therapeut steht seitlich der Liege.

AUSFÜHRUNG

Die Kopfhand liegt dorsal unter dem Patienten in der Höhe von C7 bis TH3.
Die Fußhand liegt ventral unterhalb des Manubriums. Der Daumen ist abgespreizt. *(Abb. 109)*

Bei dieser Technik ist darauf zu achten, dass die Hand nicht auf die Schilddrüse drückt.
Es löst die Restriktionen der muskulären Halsketten und die Verbindung der 1. und 2. Rippe sowie das Zungenbein. Die Lösung erfolgt muskulär

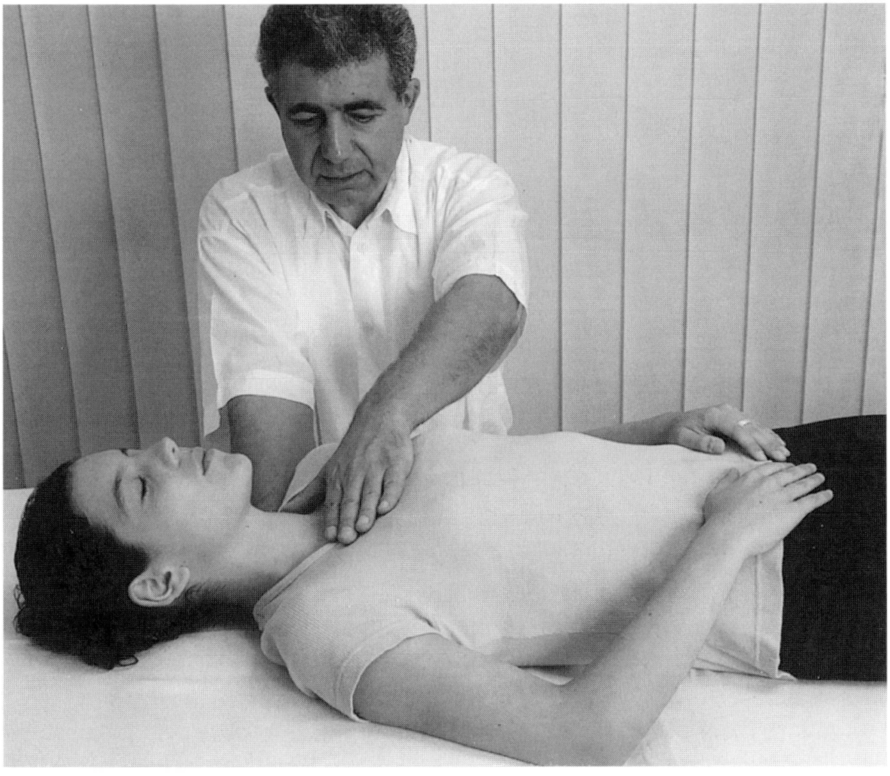

Abb. 109 Behandlung des zervicothorakalen Übergangs.

und ligamentär mit einem besonderen Bezug zum endokrinen System über Schilddrüse und Nebenschilddrüse. Außerdem erfolgt ein energetischer Ausgleich über das Komunikationschakra (Chakren sind bekannte Begriffe aus der Yoga-Lehre. Es handelt sich um Energiezentren im Körper).

Thorakale Panzerung

Bei dieser Brustpanzerung kommt es zu einem Zwerchfellhochstand und einer Hochstellung der Rippen. Chronische Einatmungsstellung führt zur flachen Atmung und Unbeweglichkeit des Brustkorbs. An der Panzerung des Brustkorbes ist die gesamte Intercostalmuskulatur sowie die Muskulatur des Schultergürtels beteiligt. Der M. pectoralis spielt hier eine führende Rolle, da er als Emotionsspeicher bekannt ist. Aufgrund der genannten Symptomatik erklären sich auch oft rezidivierende Rippenköpfchenblockierungen. Diese Patienten haben Schwierigkeiten, sich anfassen zu lassen, sind vielleicht auch übermäßig kitzelig. Die Panzerung dient dem Aufbau einer Distanz.

Diaphragmale Panzerung

Die Trennung zwischen der Brust- und Bauchhöhle und ihren Organen geschieht bekannterweise durch das Diaphragma. Gelingt es uns, die thorakale Blockade eines Patienten zu lösen, beobachten wir oft, dass der Zwerchfellhochstand bestehen bleibt. Die diaphragmale Panzerung lässt sich nur separat von der thorakalen lösen, sie besteht als Kontraktionsring unabhängig von der Brustkorbpanzerung. Funktionell ordnet man sie mehr dem Verdauungstrakt zu.

Das daraus resultierende Symptom der Hyperlordose der Lendenwirbelsäule ist beim liegenden Patienten gut feststellbar. Hier kann man eine ganze Männerhand zwischen LWS und Unterlage schieben.

Durch diesen Zwerchfellblock ist es dem Patienten nicht möglich, eine normale Atmung vorzunehmen. Da der Block besonders die Expiration betrifft, findet man hier auch Auswirkungen, d. h. Fehlmuster in den anderen Segmenten, wie z. B. im Mund- und im Beckensegment.

Entspannung des Zwerchfells

LAGERUNG

- Patient liegt in Rückenlage.
- Therapeut sitzt seitlich der Liege.

AUSFÜHRUNG
Die Kopfhand hat von lateral-dorsal Kontakt im unteren Rippenbereich. Die Fußhand liegt ventral in Höhe des Processus xyphoideus auf *(Abb. 110)*.

Die Bewegung erfolgt über die Atmung. Wenn Patient und Therapeut sich gut abgestimmt haben, nimmt der Therapeut eventuell vorhandene Restriktionen wahr. Betreffen sie Organe wie Oesophagus, Magen, Leber, Galle oder treten als muskuläre Verspannungen der Intercostalmuskulatur und des M. iliopsoas auf, können sie auch den Rhythmus beeinflussen. Faszienrestriktionen und Reizungen des Nervus phrenicus nach endoskopischen Eingriffen und Untersuchungen, bei denen der Bauch mit Luft gefüllt werden muss, lassen sich so beheben.

Abdominale Panzerung

Durch diese Panzerung werden Spasmen der großen Bauchmuskeln, der queren und des M. latissimus dorsi verursacht. Der M. latissimus dorsi hat

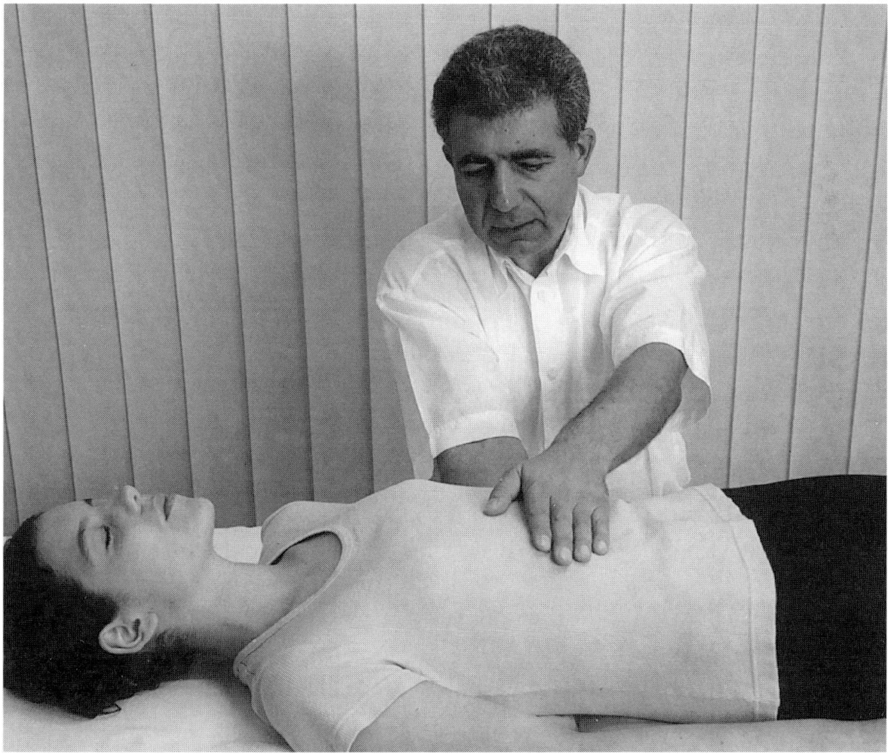

Abb. 110 Technik zur Entspannung des Zwerchfells.

seinen Ursprung über der Faszia lumbalis an der Crista iliaca. Bei abdominaler Panzerung verursacht dieser Muskel Schultersymptome, d. h. bei einer Problematik im Schultergürtel ohne erkennbare Strukturveränderung sollte der Therapeut auf jeden Fall das abdominale Segment prüfen und auf Blockaden untersuchen *(s. Lomba/Peper: Handbuch der Chiropraktik und strukturellen Osteopathie: Tendomyotische Kette nach Lomba).*

Beckenpanzerung

Das pelvikale Segment ist die letzte Querstruktur des Körpers. Es handelt sich dabei um den gesamten Beckenboden. Aufgrund der anatomischen Anordnung des Segments braucht es eine besondere Sorgfalt in der Diagnostik und Therapie. Die Interpretation von Panzerungen erfordert vom Therapeut eine besondere Sensibilität. Machen wir uns bewusst, welche wichtigen Organe sich hier befinden, so ist es auch klar und verständlich, dass eine Vielfalt von Traumatisierungen von hier aus unterhalten wird oder sich hier manifestiert.
Die Krankheitssymptome sind außerordentlich zahlreich. Sie äußern sich in Symphysenläsionen, Miktionsstörungen, Sexualstörungen in Form von Erektionsstörungen, Ejaculatio präcox, Obstipationen, Tumorbildung im Beckenbereich, Entzündungen der Eierstöcke, Polypen und Myome des Uterus, Fluor albus, Blasenstörungen, Enuresis nocturna bei Kindern. Die hier ursprünglich zugrunde liegende »Beckenangst« oder »Beckenwut« kann sich über eine entsprechende Lösung der Panzerung entladen. Die aufgeführten Symptome werden somit an ihrer eigentlichen Ursache behandelt und erfahren eine positive Beeinflussung.
Bei bekannten Traumatisierungen im Beckenbereich sollte eine psychologische Behandlung parallel zur craniosacralen Osteopathie erfolgen.

Entspannung des Diaphragma pelvicum

LAGERUNG

- Patient liegt in Rückenlage.
- Therapeut steht seitlich der Liege in Beckenhöhe des Patienten.

AUSFÜHRUNG

Die Fußhand nimmt Kontakt am Os sacrum. Mit Ellenbogen und D2-D5 wird Kontakt an den Spinae genommen. Der Therapeut führt durch leichten Druck die beiden Spinae zusammen. Dabei versucht die Fußhand den craniosacralen Rhythmus über das Sacrum zu erfassen und hier Fehlmuster zu korrigieren *(Abb. 111).*

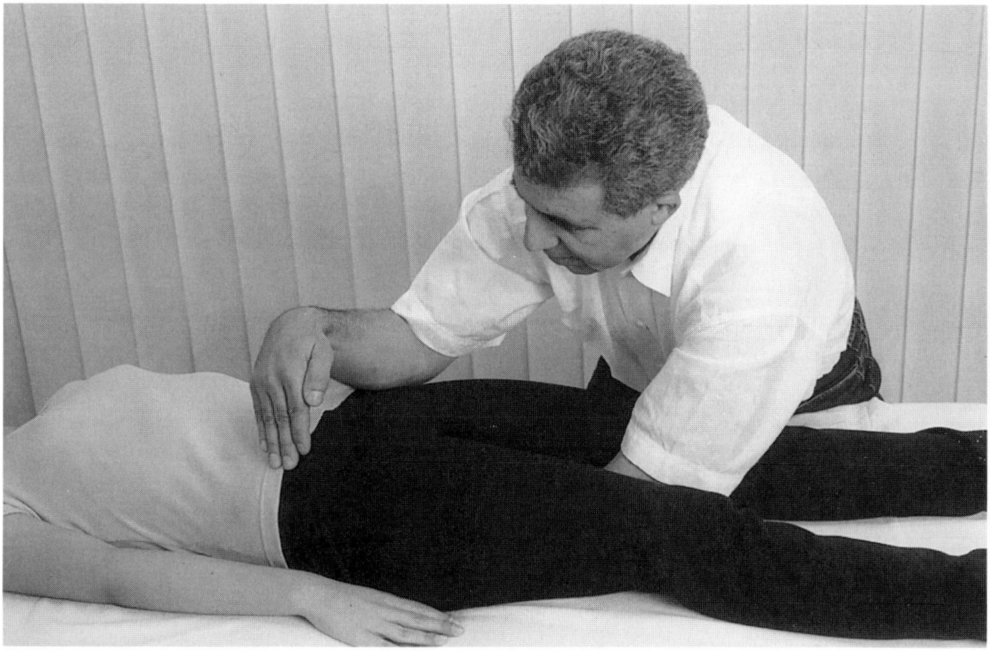

Abb. 111 Die Entspannung des Beckendiaphragmas.

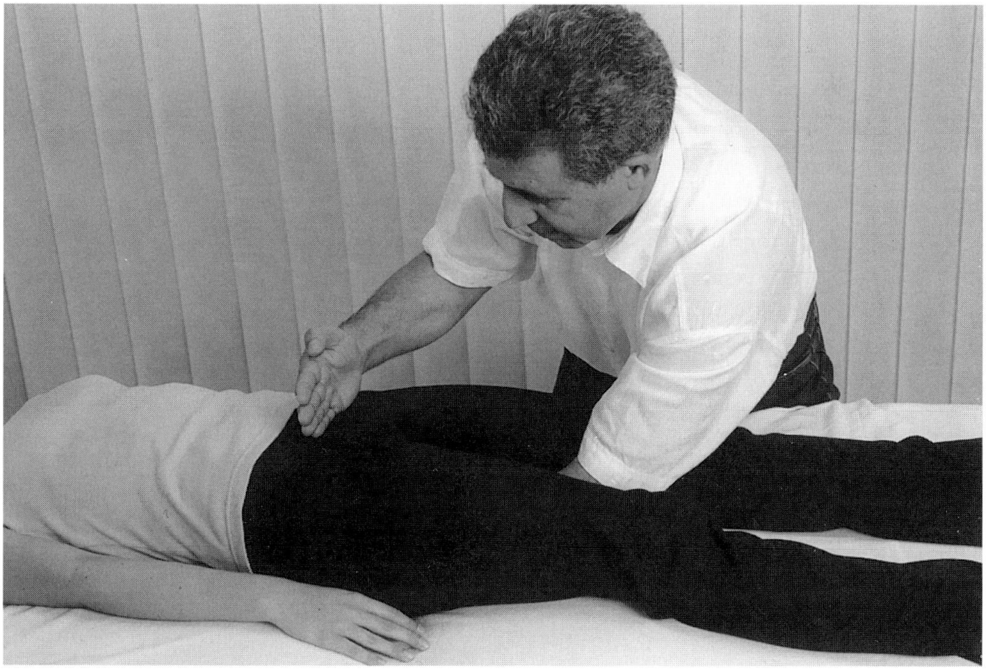

Abb. 112 Lösen des Beckendiaphragmas über das Os pubis.

Bei vorhandenen Restriktionen in einem der beiden Iiosacralgelenke bzw. im lumbo-sacralen Übergang, spürt der Patient einen leichten Schmerz. Das kann mit akuten Blockierungen oder mit alten Traumen im Zusammenhang stehen. Restriktionen des rechten Iliosacralgelenks stehen oft mit dem Colon ascendens in Verbindung, die des linken Iliosacralgelenks mit dem Colon descendens.
Störungen im Bereich des lumbosacralen Übergangs deuten auf das Colon transversum. Hier spielen auch Operationen im Bauchraum gynäkologischer und urologischer Natur eine Rolle. Besondere Vorsicht des Therapeuten ist bei missbrauchten Patienten geboten.

Lösung des Beckendiaphragmas über das Os pubis

LAGERUNG

- Patient liegt in Rückenlage.
- Therapeut steht oder sitzt seitlich der Liege in Höhe des Beckens des Patienten.

AUSFÜHRUNG

Die Kopfhand nimmt über die laterale Handkante Kontakt mit dem Os pubis. Die Fußhand liegt dorsal des Patienten in gleicher Höhe wie die Kopfhand *(Abb. 112)*.

Der Griff ist in der Indikation sehr ähnlich wie die Technik zur Entspannung des Diaphragmas pelvis. Die Hauptwirkung ist allerdings auf den Beckenboden gerichtet und nicht auf die Iliosacralgelenke. Sinnvoll ist es, beide Techniken nacheinander durchzuführen.

Allgemeine Hinweise für die craniosacrale Praxis

Zusammenhänge im menschlichen Körper

Der erste Hirnnerv, der N. olfactorius, hat zahlreiche Verbindungen mit dem N. trigeminus, dem N. glossopharyngeus, dem N. vagus und dem N. hypoglossus. Der N. vagus ist wesentlich für Verdauungstrakt, Herz und Lunge. Der direkte Zusammenhang zwischen der Verdauung und dem Geruchsorgan ist dadurch schon funktionell gegeben. Alle diese Nervenfunktionen sind natürlich über die einzelnen Bereiche des Gehirns gekoppelt.
Jeder neue Evolutionsprozess hat dem Gehirn einen »aktuelleren Bereich« hinzugefügt. Jene »neuen« Elemente entsprachen den höheren Ansprüchen. Sie wurden dem bereits bestehenden Teil hinzugefügt, und die älteren Bereiche wurden untergeordnet.

Die einzelnen Bereiche sind folgende:

1. Hirnstamm mit Pons und Mittelhirn
2. Cerebellum (Kleinhirn)
3. Limbisches System
4. Cerebrum (Großhirn).

Der älteste Teil, die sogenannte Reticularisformation, übernimmt hauptsächlich die Überlebensinstinkte. Darüber gelagert ist das limbische System, das Zentrum für die ganze Skala der Emotionen. Über diesem Bereich befindet sich das Cerebrum. Denken, Entscheidungen fällen, rationale Handlungen, Kreativität sind hier repräsentiert.
Diese drei Systeme stehen miteinander in Verbindung. Instinkte können letztlich durch das Cerebrum in eine andere Bewusstseinsebene gehoben werden und zu neuen Handlungsweisen führen.

Das limbische System

Dieses System hat einen direkten Zusammenhang mit dem Geruchssinn. Die Bedeutung, die der Geruchssinn für das Verhalten hat, ist uns ja aus der Tierwelt bekannt. Beim Menschen ist er zwar nicht mehr wichtig für das Überleben, dafür aber umso bedeutender für das Gefühlsleben.
Das limbische System verknüpft den autonomen, instinktiven Bereich und die Formatio reticularis mit dem Cerebrum. Es dient so als Bindeglied zwischen Großhirn und Hirnstamm. Ferner bestehen Verbindungen zu den anderen Sinnesorganen, auf die wir hier nicht weiter eingehen.

Der N. trigeminus

Dieser Nerv ist ein weiteres Bindeglied zwischen Mund und Nervensystem. Als größter Hirnnerv leitet er die Sinneseindrücke von Gesicht, Kopfhaut, Augäpfeln, Bindehaut, Tränendrüsen, Ohrkanal, Nasenhöhle, Mundhöhle, Zähnen, Unterkiefergelenk, meningealen Membranen, Fossa cranii anterior und posterior, Tentorium cerebelli. Propriozeptive Signale erreichen ihn von den Mm. temporalis, masseter, pterygoideus und von einigen Augenmuskeln.
Die Kau- und Mundbogenmuskeln, sowie der M. tensor tympani, werden durch seinen motorischen Ast innerviert. Er tritt durch die Foramina ovale und rotundum des Os sphenoidale und verläuft entlang der Pars petrosa des Os temporale. Somit besteht hier ein Zusammenhang zu diesen Schädelknochen.
Die Verbindung des N. trigeminus mit dem Hirnstamm und die weitere Verbindung mit der Retikularformation sowie die Innervation der Kaumuskeln lassen erkennen, warum die Kieferfunktionen abhängig sind von Trauer, Wut, Angst, Aggressionen und Stress. Zähneknirschen, Unterkieferfehlfunktionen, verbissener Gesichtsausdruck usw. sind die zu beobachtenden Phänome.
In der Pons liegt die Schaltstelle für instinktive Handlungen und notwendige Überlebensfunktionen, wie Atmen, Herzschlag und Blutdruck. Der Eingang von Signalen aus der Retikularformation hat also auch hier Auswirkungen.

Die Formatio reticularis

Sie erstreckt sich vom Thalamus durch den Hirnstamm und das Zentralnervensystem hinunter bis zum Os sacrum. Die Formatio reticularis ist der älteste Hirnbereich.
Findet hier eine Überreizung statt durch Informationen aus dem visuellen Bereich, über Geschmack, Geruch und Berührung und wird dafür kein

Ventil gefunden, so staut sich diese Energie, und es kommt zur Bildung von Energiezysten. Diese wiederum führen dann in den oben beschriebenen Bereichen zu Restriktionen.

Das überstimulierte Segment

Normalerweise ist das Rückenmark in der Wirbelsäule ein durchgehender longitudinaler Strang. Jedoch lässt sich aufgrund der regelmäßigen Nervenabzweigungen zwischen den einzelnen Wirbeln das System in Segmente einteilen *(s. Lomba und Peper 1997).*

Definiert man ein überstimuliertes Segment, so ist ein solches Glied überempfindlich geworden. Es hat dann nicht mehr die normale Kontrolle zwischen Afferenz und Efferenz. In den einzelnen Segmenten liegen dorsal je zwei Afferenzen (sensibel) und zwei Efferenzen ventral (motorisch). Das überstimulierte Segment reagiert bei jedem geringsten sensorischen Nervenimpuls mit überempfindlicher motorischer Impulsaussendung. Fehlimpulse werden nicht mehr an höhere Zentren gemeldet, sondern sie laufen im Segment selbst ab. So entsteht eine Diskrepanz zwischen Reiz und Reaktion. Diese »Überreaktion« führt zu Verspannungen in den betroffenen Bereichen, viszeral, somatisch und auch emotional. Ein solches Segment ist selbständig geworden und hat seine Funktion als Durchgangsstation für höhere Zentren verloren. Es schwächt sich im Laufe der Zeit so ab, dass es z. B. eine einmal behobene Funktionsstörung eines Organs trotzdem weiter unterhält und immer wieder auslöst.

Unsere Erfahrung in der Craniosacralen Osteopathie bestätigt, und das ist auch das Ergebnis der Upledger Forschung, dass ein solches Segment sogar durch Signale, die von anderen Teilen des zentralen Nervensystems kommen, weiter irritiert werden kann. So werden die sowieso schon überstimulierten Bereiche noch zusätzlich belastet.

Bei Magenstörungen verursacht durch Nahrungsunverträglichkeit oder emotionale Überlastung, wird diese Stresssituation über die Schaltstation Kopfzone C3-C5 und das direkte Versorgungssegment TH 5-Th 9 an das ZNS gemeldet. Es werden entsprechende Rücksignale ausgesendet, um etwaige Schutzmaßnahmen zu ergreifen, wie z. B. Änderung der Sekretabsonderung oder Muskelspannung um den Magen.

Falls durch diese Maßnahmen keine Korrektur und Verbesserung eintritt, wie im Falle einer ständigen Neureizung, werden die Schaltstellen beziehungsweise die Segmente Th 5-9 überlastet und immer mehr geschwächt. Nach einiger Zeit liegt das vor, was wir als überstimuliertes Segment bezeichnen. Wir haben es jetzt mit einem chronischen Zustand zu tun. Nehmen wir an, dass nun zusätzlich eine sehr schmerzhafte Knieproble-

matik in Form von Verletzung oder Operation oder einer Prothesenimplantation eingetreten ist (wir wissen, wie empfindlich das Knie ist), so wird diese Schmerzbotschaft zum Hirnstamm gemeldet. Nun kann ein überstimuliertes Segment wie in unserem Beispiel eine solche durchlaufende Meldung fehlleiten und zusätzlich den Magen nervös stimulieren, auch wenn die Ursache ganz woanders liegt.
Das Gleiche kann passieren, wenn die Wirbelsäule selbst unter Stress steht. Auf diese Weise werden auch schwache Segmente irritiert und reagieren in der oben beschriebenen Weise.

Wird das als Beispiel aufgeführte Magenproblem nun direkt durch Medikamente oder Manipulationen behandelt, wird diese Korrektur vom Segment nicht anerkannt. Das Segment sendet weiter stressabwehrende Signale zum Magen aus. Die erfolgte Korrektur wird sehr schnell wieder zunichte gemacht. Es ist also wichtig, das entsprechende Segment in die Korrektur mit einzubeziehen.

Das Gleiche kann passieren, wenn die Überstimulation eines Segments vom craniomandibulären Übergang ausgeht: Metallunverträglichkeit, avitale Zähne, Implantate, retrotonsilläre Abszesse sowie chronische Kiefer- und Nebenhöhlenentzündungen sind hier zu nennen.

Mögliche Gefühlsreaktionen während und nach der Therapie

- Zittern am ganzen Körper
- Zittern der Extremitäten
- Zittern der Augen
- Wärmegefühl in Kopf, Brust, Becken, Beine
- Taubheitsgefühl an einer Extremität
- oder einer Gesichtshälfte
- Augendruck
- Ohrendruck
- Gefühl, dass Ohren »zu« sind
- Halsdruck mit Schluckbeschwerden
- Übelkeit
- Schwindel
- Zahnschmerzen
- Schmerzen in inneren Organen
- Schmerzen an Operationsnarben
- Verschlimmerung der momentanen Beschwerden
- sich fremd fühlen
- Druck- und Angstgefühl auf der Brust

- Unruhe im ganzen Körper
- visuelle Erlebnisse
- Nacherleben von früheren Traumen psychisch und physisch
- Erinnerungen an Kindheitserlebnisse
- Sehen von Farben in unglaublicher Intensität oder schwarze Wolken *(Je bunter und farbenprächtiger die gesehenen Farben sind, um so harmonischer ist der erreichte Zustand des Patienten. Das Sehen von schwarzen Wolken wird als eine negative Einstellung und unbewältigte Konflikte gedeutet).*

Die manuelle Lymphdrainage

Eine Lymphdrainagebehandlung im Kopfbereich lässt sich weitgehend durch eine cranio-sacrale Behandlung ersetzen. Umgekehrt ist das natürlich nicht möglich. D. h. bei einer Auflösung vorhandener Restriktionen und Fehlmuster der knöchernen Strukturen kommt es automatisch zu einer Verbesserung des Lymphflusses.
Eine manuelle Lymphdrainage ist aber auf jeden Fall bei Erkrankungen zu empfehlen, die mit einer Behinderung der Sinnesorgane einhergehen. Da man die Lymphdrainage auch täglich einsetzen kann, ist eine momentanere Wirkung zu erwarten, die allerdings nicht so tiefgreifend ist, wie bei der cranialen Therapie. Bei Infekten im Kopfbereich, rezidivierenden Tonsillitiden, Sinusitiden, Polypenbildung der Nasenschleimhaut und Hörstörungen kann man in fast allen Fällen durch die manuelle Lymphdrainage einen operativen Eingriff in Form von Tonsillektomien, Polypenentfernungen oder Einsetzen von Paukenröhrchen vermeiden. Da diese Operationen nur symptomatisch sind und eine Veränderung der Sekrete, bzw. des Lymphabflusses nicht zu erwarten ist, muss man ständig mit Rezidiven und einer Chronizität der Beschwerden rechnen. Eine ideale Lösung ist es, zwischen den cranialen Behandlungen die ja optimaler Weise im Abstand von 7–8 Tagen stattfinden sollten, täglich oder auch alle zwei Tage eine Lymphdrainage im Kopf- und Mundbereich zu machen.Von allergrößter Wichtigkeit ist hier auch die Drainage des Mundinnenraumes, da die hier liegenden Lymphgefäße für den Abfluss aus dem gesamten Schädel bis auf den Gesichtsbereich zuständig sind.

Schwangerschaftsbegleitung mit Craniosacraler Osteopathie

Probleme, die während der Schwangerschaft auftauchen, können sehr vielschichtig sein. Ich möchte die Störungen vorstellen, die mir am häufigsten begegnet sind.

Haben die Patientinnen Schmerzen des Bewegungsapparates, und treten diese in einem so fortgeschrittenen Stadium der Gravidität auf, dass die Antiphlogistika nicht mehr einsetzbar und auch Manipulationen nicht angezeigt sind, kann ich auf die Craniosacrale Osteopathie zurückgreifen. Diese Therapie ist hier eine zulässige, risikolose, sehr wirksame Methode, der Schwangeren, auch wenn sie fast bewegungsunfähig ist, gezielt zu helfen.
Sehr wichtig ist hier die Lagerung. Die Patientin liegt in Seitenlage, und der Ausgleichsgriff Occiput/Sacrum wird durchgeführt. Erst dann erfolgt die Arbeit am Schädel oder der Schulterausgleich bei einer thorakalen Panzerung. Diese Techniken bekommen sowohl der Mutter als auch dem Kind gut. In der Regel sind 2-3 Behandlungen bis zur Entbindung notwendig (je nach Schwangerschaftswoche).
Häufig kommen Mutter und Kind nach der Geburt zu einer gemeinsamen Behandlung. Das Kind wird jetzt auf dem Bauch der Mutter behandelt und schläft meistens. Die gemeinsame Behandlung von Mutter und Kind nach der Geburt wirkt regulativ, und der Geburtsstress wird abgebaut.
Grundsätzlich sollten **keine Frauen mit Risikoschwangerschaft behandelt werden, es sei denn, es ist der ausdrückliche Wunsch des Gynäkologen!!!**
Man sollte mehr Zeit als bei anderen Behandlungen einplanen. Besondere Aufmerksamkeit gilt der Lage der Patientin.

Einige Tips für den Therapeuten

Sei immer entspannt und achte auf die richtige Lagerung des Patienten.

Die alten Meister sagen, wenn du in ein Glas trübes Wasser schaust, kannst du den Boden nicht sehen. Warte, bis der Schmutz sich gesetzt hat, und du wirst klar durch das Wasser sehen können.

Wenn du nicht weißt, wieviel Druck du bei der Behandlung einsetzen sollst, dann drücke noch weniger.

Du kannst den Wind niemals ändern, nur die Segel anders setzen.

Wir können nichts ändern. Es verändert sich.

Versuche deine Meinung nicht vorzufertigen, es passiert immer das, was passieren soll. Vertraue und unterstütze den Prozess.

Wenn du enttäuscht bist, weil du nichts bewirkt hast, bist du ungeduldig und willst etwas erzwingen.

Immer, wenn du deine Arbeit getan hast, ziehe dich zurück. Erwarte von niemandem Dank.

Bildgebende Verfahren

MRT-Technik zur Darstellung der Sphenobasilarsynchondrose

Dieses diagnostische Verfahren kann man bei Verdacht auf eine vertikale oder laterale Verschiebung der Sphenobasilarsynchondrose anwenden *(Abb. 113)*.

Die Schnitte werden in zwei Ebenen, sagittal und senkrecht zur Synchon-

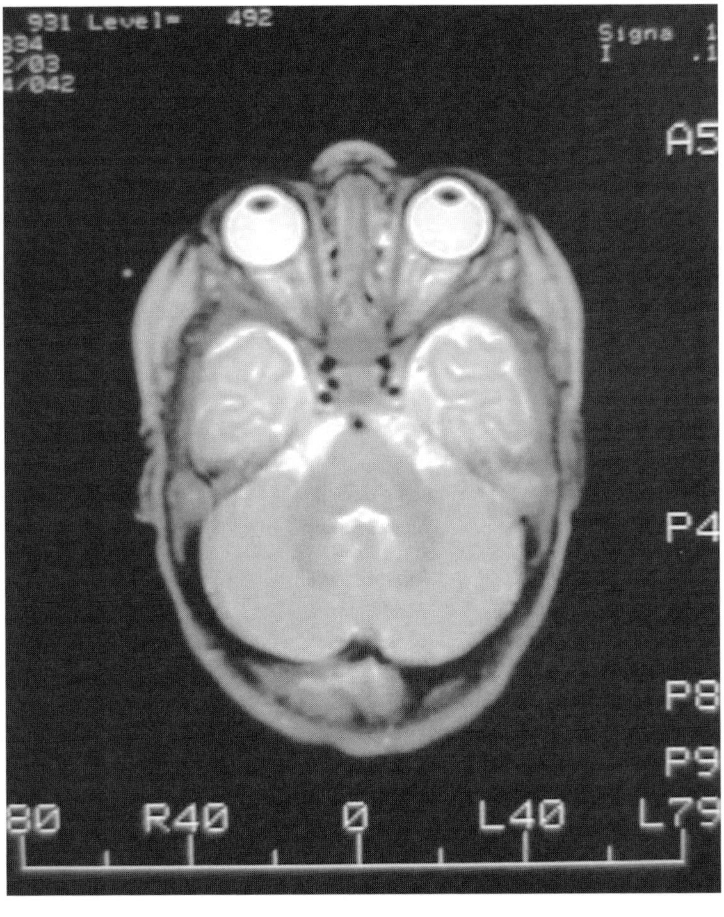

Abb. 113 MRT-Darstellung der Sphenobasilarsynchondrose.

drose, durchgeführt. Es werden 3mm-Schnitte erstellt. Dann erfolgen Aufnahmen, senkrecht zur Synchondrose, schräg axial T-2 gewichtet.

Beispiele

- MRT-Bild zur Erkennung der Falx cerebri und des Tentorium cerebelli *(Abb. 114)*
  Auf solchen Bildern kann man oft Membranasymmetrien erkennen.
- MRT-Bild zur Darstellung des Atlas und Dens axis *(Abb. 115 und 116)*

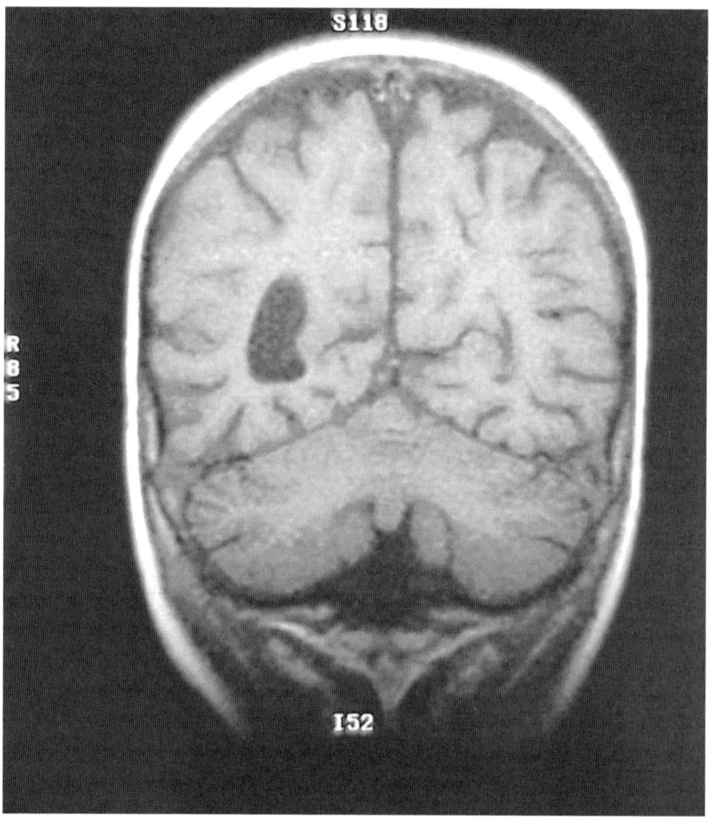

Abb. 114 MRT-Bild zur Darstellung der Falx cerebri und des Tentorium cerebelli.

Abb. 115–116
Darstellung des Atlas und Dens axis.

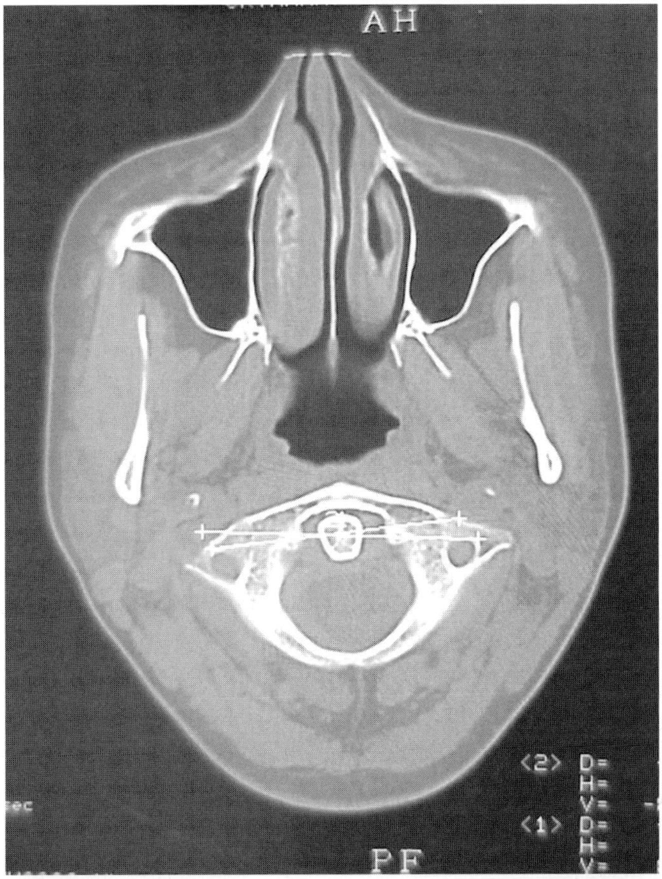

115

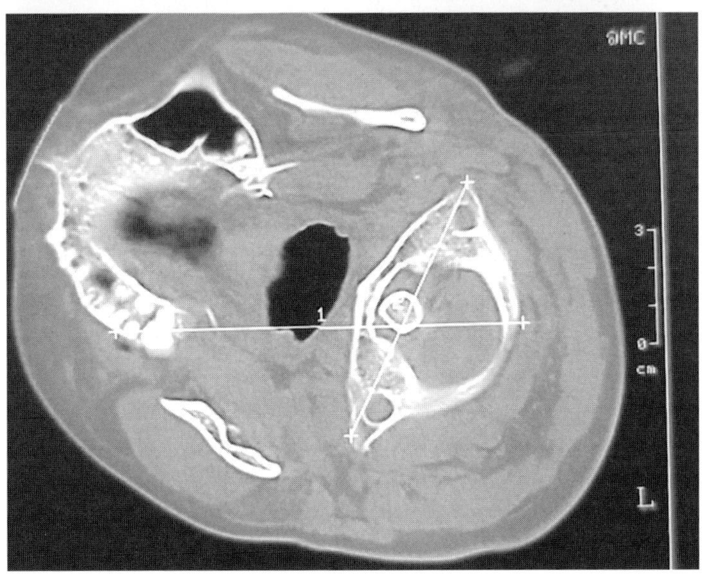

116

In diesem Fall handelt es sich um eine Patientin mit starken vegetativen Dysfunktionen wie Ohnmachtsanfällen, Gangunsicherheit, depressiven Verstimmungen und Angstzuständen. Diese Symptome sind aufgetreten nach einem Jeep-Unfall in Nigeria. Die Patientin befand sich zwei Tage im Koma. Sie hatte außerdem eine Claviculafraktur. Trotz mehrfacher neurologischer Untersuchung konnte keine Ursache für diese Symptomatik gefunden werden.
Allerdings ergaben die im Anschluss angefertigten MRT-Aufnahmen unter funktionsdiagnostischen Gesichtspunkten die Lösung. Es zeigte sich eine Instabilität des Atlanto-Axial-Gelenks.

- Darstellung der Hirnventrikel mit einer Erweiterung des linken Hinterhorns *(Abb. 117 und 118)*.
  Die vermehrte Helligkeit im Bereich des gesamten Gehirns zeigt eine vermehrte Flüssigkeitsansammlung, die zwangsläufig zu einer Hirnatrophie führt.

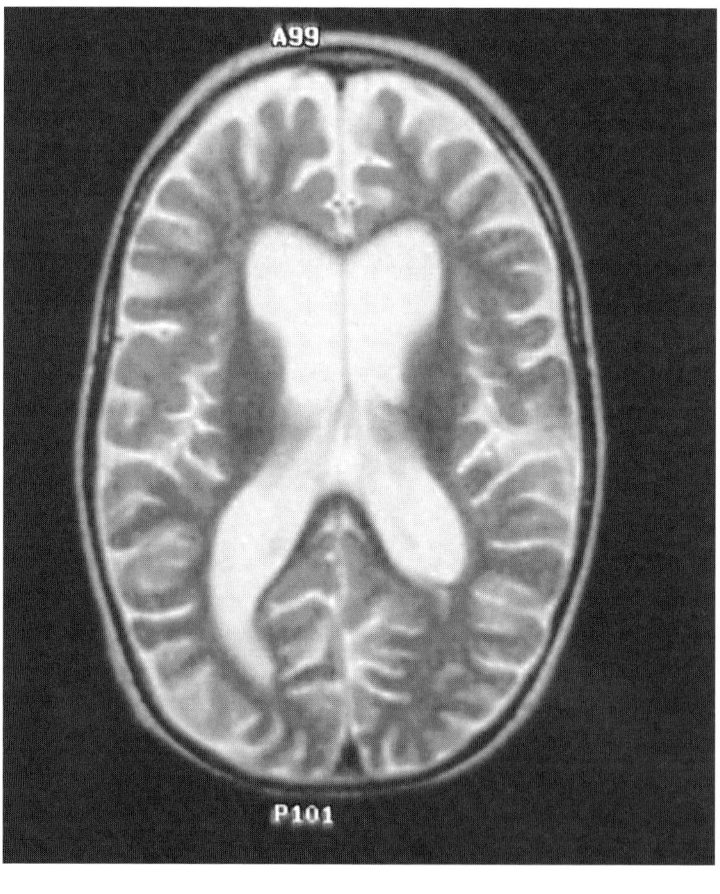

117

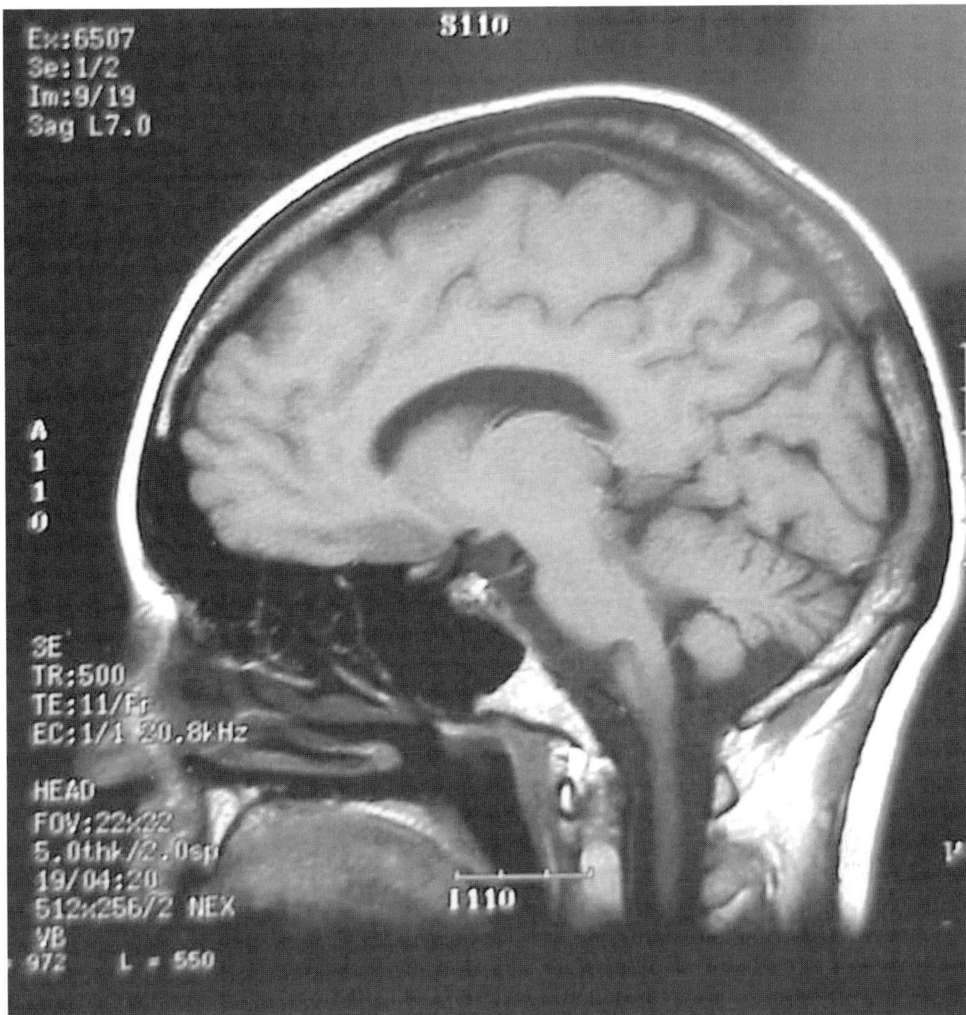

118

Abb. 117 und 118 Hirnventrikel mit Erweiterung des linken Hinterhorns.

Trotz der Schwere des Krankheitsbildes zeigt sich seit Beginn der Craniosacralen Therapie eine deutliche Verbesserung der Sensomotorik.

- Darstellung des Tentorium cerebelli und der Falx cerebri *(Abb. 119)*. Die Vergrößerung des linken Hinterhorns ist ebenfalls erkennbar.
- Auf *Abb. 120* sieht man die Erweiterung des Canalis centralis.

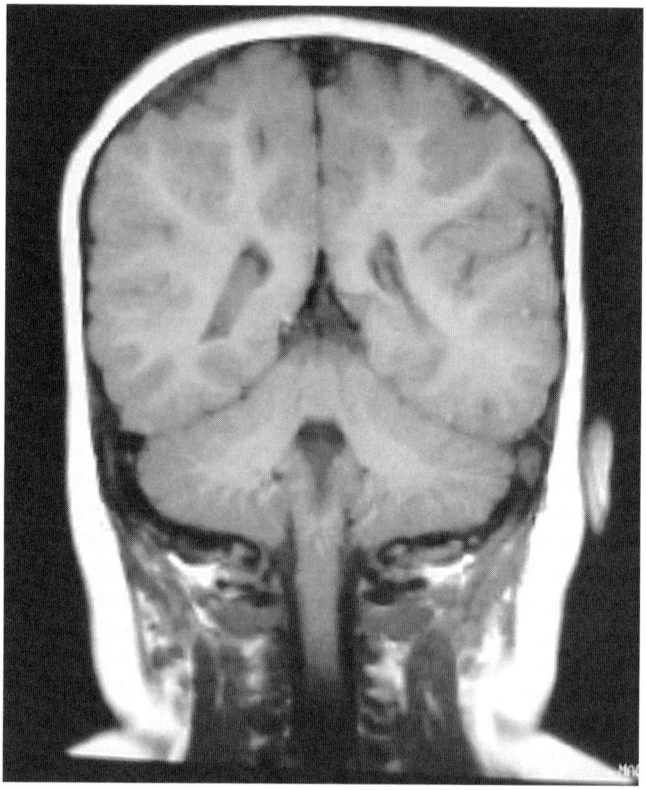

Abb. 119 Das Tentorium cerebelli, die Falx cerebri sowie eine Erweiterung des linken Hinterhorns.

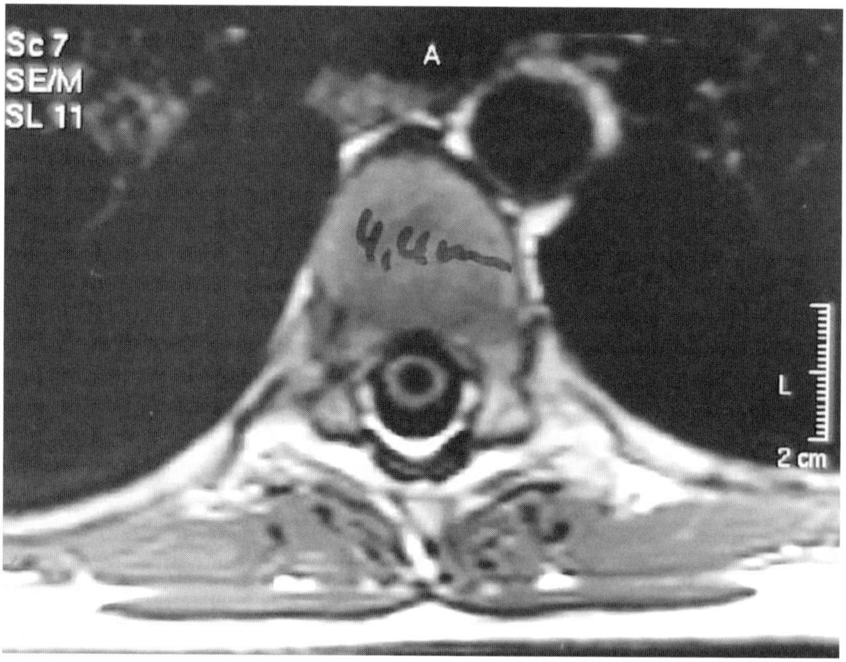

Abb. 120 Erweiterung des Canalis centralis.

Das Orofaciale System aus Sicht der Logopädie

Ute Gerresheim (Logopädin/Heilpraktikerin)

Die Logopädie beschäftigt sich mit der Therapie von Störungen der Sprache, des Sprechens, der Kau- und Schluckfunktionen, der Stimme und des Sprechrhythmus. Das Orofaciale System nimmt dabei einen großen Stellenwert ein.

Störungen der Sprachfähigkeit sind z. B. zentrale Sprachstörungen, wie die Aphasien, die hier jedoch nicht besprochen werden sollen. Allerdings befasst sich die Logopädie auch mit Störungen der Sprechfunktionen, wie z. B. bei Dysarthrien, die mit einer zentralen Sprachstörung einhergehen können, oder auch den Facialis- und/oder Zungenlähmungen. In der Therapie dieser Störungen begegnen wir ebenfalls dem Orofacialen System.

Bei der Behandlung der kindlichen Sprach-, Sprechstörungen wird das Orofaciale System in beinahe allen Therapiesettings gefördert. Vor allem aber in der Therapie der gestörten Saug-, Kau- und Schluckfunktion, wie wir sie z. B. häufig bei Menschen mit angeborenen oder erworbenen Behinderungen finden.

Das Orofaciale System stellt das System dar, mit dem der Mensch die gedachte Sprache verständlich macht. Das ist der eigentliche Sprechvorgang. Zum Sprechen benötigt er das koordinierte Zusammenspiel von Muskeln und Erfolgsorganen des Systems. Findet sich ein Ungleichgewicht in diesem System, so kann es nicht nur zu Störungen der Artikulations- (= Sprech-)fähigkeit führen, sondern auch zu wesentlichen Störungen basaler Funktionen:°126

- der Atemfunktion
- der Saugfunktion
- der Kau- und Schluckfunktion.

Zum genauen Verständnis des Begriffes Orofaciales System in der Logopädie bedarf es der Definition. Zum Orofacialen System gehören:

- die Kaumuskulatur
- die intrinsischen und extrinsischen Zungenmuskeln
- die Muskeln des weichen Gaumens
- die Lippen- und Wangenmuskulatur
- die mimische Muskulatur.

Die genannten Muskeln wirken eng zusammen, indem sie als Teil einer Muskelsynergie aktiv sind. So erklärt sich, dass sich die Störung nur eines Muskels immer auf das gesamte System auswirkt.
Der gemeinsame Nenner, der die einzelnen Teile des Orofacialen Systems miteinander verbindet und sie als ein dynamisches System wirken lässt, ist die Funktion.

Die genannten Strukturen des Orofacialen Systems können allerdings nur dann wirksam in Funktion treten, wenn die nachfolgenden Elemente berücksichtigt wurden:

- der Reiz
- die Bewegung
- die Zeit.

Der Organismus strebt nicht nur ein Gleichgewicht innerhalb des Orofacialen Systems an, sondern auch ein Gleichgewicht zwischen dem orofacialen Komplex und den übrigen Organsystemen des Menschen, ebenso zwischen dem Menschen und dem Kosmos.

Das Orofaciale System stellt somit ein Organsystem dar, das durch einen Zusammenschluss verschiedener anatomisch-physiologischer Elemente gebildet wird und dazu dient, die Funktionen ATMUNG-NAHRUNGSAUFNAHME-PHONATION-ARTIKULATION-MIMIK zu entwickeln.
Die Logopädie beschäftigt sich daher mit der Aktivierung einer, mehrerer oder aller dieser aufgeführten Funktionen und somit mit dem Herstellen bzw. dem Wiederherstellen eines Gleichgewichtes.
Aus dem Genannten ergibt sich, dass logopädische Therapie bereits im Säuglingsalter beginnen kann.

Gestörte Saugfunktion bei Neugeborenen und Säuglingen

Der Mund stellt für den Säugling »das Zentrum der Welt« dar. Daraus wird deutlich, welche tiefgreifenden Probleme Störungen im Bereich des Orofacialen Systems für das Neugeborene und den Säugling darstellen können.Wenn bereits das Neugeborene aufgrund angeborener oder erworbener Störungen und/oder Erkrankungen Probleme hat, z. B. an der Mutterbrust oder der Flasche zu saugen, werden sich diese Probleme in der Folge nicht nur in der Nahrungsaufnahme, sondern auch in der Entwicklung des Ichs, der Wahrnehmungsfähigkeit, der Motorik, als auch der Sprach- und Sprechfähigkeit auswirken können. Die emotionalen Probleme, die sich daraus entwickeln können, sind vielfältig, ebenso die Interaktionsstörungen zwischen dem Kind und seiner Umwelt, insbesondere in den ersten Lebensmonaten zwischen ihm und der Mutter.

Exemplarisch soll das Beispiel von Kindern mit hypotoner Gesamtmuskulatur (z. B. bei Kindern mit Trisomie 21) genannt werden:
Diese Kinder zeigen aufgrund ihres angeborenen ganzkörperlichen Hypotonus häufig auch eine eingeschränkte Fähigkeit der Saugfunktion. Wenn das Kind nicht in der Lage ist, aus eigener Kraft zu saugen, wird die physiotherapeutische Therapie einsetzen, um die ganzkörperliche Hypotonie zu beeinflussen und damit auch den orofacialen Komplex zu aktivieren. Trotz intensiver orofacialer Stimulationstherapie kann es allerdings in der Folge zu Problemen mit der Wahrnehmungsfähigkeit intra- und perioral kommen sowie zu Problemen der Mundmotorik. Die bereits im Säuglingsalter einsetzende logopädische Therapie greift diese Förderung des orofacialen Komplexes auf. Sie wird erweitert durch eine enge Zusammenarbeit mit den interdisziplinär arbeitenden Fachgruppen: Physio-, Ergo- und Psychotherapie. Probleme mit der Nahrungsaufnahme bringen meistens auch Probleme in der Interaktion zwischen Mutter und Kind. Die Arbeit am orofacialen System muss äußerst sensibel durchgeführt werden, da der Mundbereich den sensibelsten Bereich des Menschen darstellt. Jede Störung in diesem Bereich kann weitreichendere und tiefgreifendere Störungen zur Folge haben.

Die logopädische Arbeit am orofacialen System beim Neugeborenen oder Säugling wird auf folgenden Ebenen erfolgen:

- Beratung und Anleitung der Eltern, Säuglingsschwestern und anderen Personen, die mit der Betreuung und Nahrungsaufnahme des Kindes betraut sind.
- Interdisziplinäre Zusammenarbeit mit den anderen behandelnden Therapeuten zur Absprache der einzelnen Therapieziele bzw. -schritte.
- Anleitung der Eltern in verschieden Therapiekonzepten, wie z. B. der Orofacialen Regulationstherapie nach Rudolfo Castillo Morales u. a.
- Hilfestellung bezüglich der Auswahl von Saugern und/oder Flaschensystemen, wenn trotz Stimulationstherapie das Stillen nicht möglich ist.

In der logopädischen Arbeit ist es unerlässlich, darauf zu achten, ob die Ursache von Saugstörungen möglicherweise auch in einer Blockade der

Kopfgelenke begründet ist (sog. KISS-Syndrom). Diese Blockaden können durch Geburtstraumen, Saugglockengeburt oder mögliche andere Probleme während des Geburtsvorgangs bzw. durch die Lage des Kindes im Mutterleib bedingt sein.
Die ausführliche Anamnese mit Angaben der Eltern zum Verhalten des Kindes führt bereits häufig zu dem Verdacht, dass die orofaciale Störung eine tiefergehende Ursache hat.

Eltern berichten sehr häufig, dass das Kind

- eine bestimmte Lage im Bett ablehne, also z. B. nicht auf dem Rücken liegen wolle
- viel schreien würde, insbesondere, wenn es hochgenommen oder am Kopf bzw. Gesicht angefasst würde
- sich wenig bewege, sehr passiv im Bett läge
- den Kopf schiefhalte.

Zu Beginn der logopädischen Therapie ist daher die Diagnostik durch einen osteopathisch tätigen Heilpraktiker, Arzt oder Physiotherapeuten erforderlich, damit mögliche Blockaden der Kopfgelenke manuell behoben werden können und damit eine ungestörte Entwicklung des Kindes überhaupt erst möglich sein kann.
Auch eine SI-Diagnostik (sensorische Integrationsdiagnostik) durch Ergotherapeuten ist häufig angezeigt. Neben den aufgeführten Blockaden der Kopfgelenke, die zu Saug-, Kau- und Schluckstörungen führen können, kommen auch Tiefensensibilitätsstörungen und andere Störungen der Wahrnehmung als Ursache der Probleme in Frage. So finden wir häufig bei Kindern, die per sectio auf die Welt kommen, Störungen der Tiefensensibilität. Wenn diese vorliegen, muss neben der logopädischen Therapie auch eine ergotherapeutische Therapie bzw. Beratung der Eltern erfolgen.
Ebenso ist die Zusammenarbeit mit geburtshilflichen Kliniken und insbesondere mit Hebammen sinnvoll, um z. B. Eltern von Kindern, die das Licht der Welt per sectio erblickt haben, darüber zu beraten, welche Fördermöglichkeiten die Eltern haben. Eine mögliche Unterstützung ist die Babymassage. Wenn die Tiefensensibilität der Kinder angeregt wird, dann unterstützt diese Massage das Kind dabei, seinen Mundraum besser wahrnehmen zu können, und die Nahrungsaufnahme gestaltet sich möglicherweise dadurch ungestört. Der Mundraum ist unser sensibelstes Tastorgan. Wenn bereits Störungen in der allgemeinen Wahrnehmung der Tiefen- oder auch Oberflächensensibilität des Körpers vorliegen, können wir davon ausgehen, dass sich diese Störungen insbesondere im Mundraum zeigen.

Ursachen dieser Störungen können vielfältig und müssen häufig nicht vordergründig sein.
Dennoch sollte versucht werden, die Ursache zu finden, damit eine kausale Therapie möglich wird.

Saugstörungen bei Neugeborenen und Säuglingen sollten frühestmöglich intensiv therapiert werden, damit sich in der Folge das Kind über die Nahrungsaufnahme und die damit verbundenen Funktionen, wie Saugen-, Kauen, Schlucken ungestört entwickeln kann.
Wenn diese Grundfunktionen einen störungsfreien Entwicklungsverlauf nehmen, wird die Basis für die Artikulations-, als auch Sprechfähigkeit und damit Interaktionsfähigkeit des Kindes bereitet.

Die frühe Unterstützung der Eltern und damit auch der Kinder ist grundsätzlich anzustreben. Im logopädischen Alltag werden die Menschen aber häufig erst vorgestellt, wenn sie durch Artikulations- und/oder Zungenfehlfunktionen im Kindes- oder Erwachsenenalter auffällig werden. Sehr häufig erfolgt dann der Kontakt über die Kieferorthopäden bzw. kieferorthopädischen Zahnärzte, da diese Zungenfehlfunktionen zu Kieferanomalien bzw. Zahnfehlstellungen führen können.

Zungenfehlfunktionen bei Kindern und Erwachsenen

- Kau- und Schluckstörungen
- Artikulationsstörungen.

Kau- und Schluckstörungen können mit Artikulationsstörungen einhergehen. Sie müssen es aber nicht. Wiederum sind Artikulationsstörungen immer auch Ausdruck von Störungen der Kau- bzw. Schluckfunktion. Diese Erkenntnis beruht auf der Tatsache, dass wir mit den gleichen Organen Nahrung zerkleinern und schlucken, die wir auch für das Sprechen benötigen. Da der menschliche Organismus allerdings in der Lage ist, selbst massive Kau- und Schluckstörungen zu kompensieren, stellen sich diese nicht unweigerlich in Sprechstörungen dar.

Die Ursachen für Kau- und Schluckstörungen können vielfältig sein.

- Angeborene:

bei Lippen-Kiefer-Gaumenspalten oder Syndromen, die mit einer Hypotonie des orofacialen Systems einhergehen.

- Erworbene:

Geburtstraumen, fehlende oder zu geringe sensorische und/oder motorische Erfahrungen im orofacialen Komplex, Angewohnheiten wie das Dau-

menlutschen, Schnullern, eingeschränkte Nasenatmung aufgrund von adenoiden Wucherungen, Störungen der Wahrnehmung, Blockaden der Kopfgelenke.
Kau- und Schluckstörungen können logopädisch auf unterschiedliche Weise therapiert werden. Die Wahl der Therapie ist abhängig von der Art der Störung, vom Alter des Patienten, dem Kontext, in dem der Patient lebt und dem Repertoire der verschiedenen Therapieansätze, über die der Therapeut verfügt. Beispielhaft sollen hier nur einige Therapieformen – entsprechend dem Alter des Patienten – aufgeführt werden.

Im Säuglings- und Kindesalter

- Orofaciale Regulationstherapie nach *Castillo Morales*
- Neuromotorische Entwicklungstherapie nach *Padovan.*

Vom Kindes- bis zum Erwachsenenalter werden o.g. Therapieformen angewandt, entweder als alleinige Therapie, z.B. bei den Dysphagien oder aber auch als unterstützende Therapie.

Im Kindes- und Jugendalter

- Myofunktionelle Therapie nach *Kittel, Garliner* und anderen.

Das grundlegende Ziel der Therapie der Kau- und Schluckstörungen ist das Wiederherstellen des orofacialen Gleichgewichtes und damit die Aktivierung der Kaufunktion sowie das Anbahnen des korrekten Schluckens. Je nach Therapieform erfolgt das über das Erlernen von mundmotorischen Fähigkeiten und/oder das Erlernen des korrekten Schluckmusters. Immer aber ist diese Therapie begleitet von muskelausgleichenden Übungen, die entweder tonisierend oder entspannend wirken.

Beispielhaft werden jetzt Therapieziele und -schritte in der logopädischen Therapie genannt.

Arbeit im Säuglings- und Kleinkindalter

Sollte der Säugling z.B. aufgrund vorheriger Sondenernährung keine oder zu wenig Saugerfahrung gemacht haben, so ist das Ziel, die Anbahnung der Saugfunktion. Dieses Ziel kann damit erreicht werden, dass logopädischerseits mit der orofacialen Regulationstherapie nach Castillo-Morales bei dem Kind die Muskulatur aktiviert wird, die am Saugmechanismus beteiligt ist. Die Eltern werden angeleitet, diese Stimulationen täglich mehrmals durchzuführen, um das Saugen anzubahnen, und damit die Nahrungsaufnahme zu ermöglichen bzw. zu erleichtern.

Es werden auch die sog. Stimulationsplatten nach Castillo-Morales eingesetzt. Diese Stimulationsplatten werden durch die Kieferorthopäden in Absprache mit den orofacial tätigen Therapeuten angefertigt. Es sind Gaumenplatten, die mit einem Stimulus versehen werden, um der Zunge einen bestimmten Reiz zu geben. Wenn diese Gaumenplatte verwendet wird, sollte immer auch zugleich eine manuelle Stimulationsbehandlung der Muskulatur durch Therapeuten und Eltern erfolgen.

Arbeit im Vorschulalter

Die orofaciale Regulationstherapie kann in die Therapie mit einfließen. Das bedeutet ebenfalls, dass die Eltern angeleitet werden, z. B. manuell die orofaciale Muskulatur zu stimulieren. Andere Therapiemethoden, wie die Propriozeptive Neuromuskuläre Facilitation können ebenfalls angewandt werden oder aber auch das tägliche Stimulieren mit einem Massagegerät. Immer aber ist die exakte Anleitung der Eltern erforderlich, um neue Fehlfunktionen zu vermeiden und exakte Bewegungsmuster anzubahnen bzw. Muskeln entsprechend ihres Verlaufes zu aktivieren.
Im Vorschulalter erfolgt bereits die aktive Arbeit mit dem Kind. Nach Förderung der Wahrnehmung intra- und perioral werden mundmotorische Übungen durchgeführt, die das Kind spielerisch in den Alltag integrieren und somit einüben kann.
Die Kinder lernen bereits die Ruhelage der Zunge kennen und auch den Ablauf des korrekten Schluckaktes. Ein eigentliches Schlucktraining erfolgt im Vorschulalter eher selten.
Es gibt verschiedene Therapieformen, außerdem werden sowohl Einzel- als auch Gruppentherapien durchgeführt.
Wenn der Schluckakt selbst erlernt werden soll, benötigen wir die intensive Mitarbeit der Kinder. Dieses ist meistens erst im Schulalter, z. B. ab dem 8. Lebensjahr, möglich.

Arbeit mit Jugendlichen im Schulalter und Erwachsenen

Im deutschsprachigen Raum wird die Störung der Zungenfehlfunktion als myofunktionelle Störung bezeichnet. Es erfolgt dann eine sog. Myofunktionelle Therapie, die MFT-Therapie genannt wird.
Nachdem vorbereitende eutonisierende Muskelübungen angeleitet und durchgeführt wurden, erfolgt in der Regel das Anbahnen und Erlernen des korrekten Schluckaktes. Diese Arbeit ist einmal eine verhaltenstherapeutische, zum anderen auch eine muskelaktivierende.
Die Logopädie in Deutschland arbeitet meist nach dem KITTEL- bzw. GARLINER-Konzept.

Wenn die orofaciale Muskulatur in ein optimales Gleichgewicht gebracht und das korrekte Schluckmuster erlernt wurde, muss die zu Beginn der Therapie noch vorhandene Artikulationsstörung, wie z. B. ein Sigmatismus interdentalis, häufig nicht mehr behandelt werden. Aufgrund der verbesserten Zungenfunktion hat sich dann oft auch ein korrektes Artikulationsmuster eingestellt.
Sollte diese korrekte Lautbildung allerdings nicht eingetreten sein oder mehrere Laute fehlgebildet werden, stellt die Myofunktionelle Therapie die Basis zum Erlernen der korrekten Laute dar.

Meist erfolgt erst im Anschluss an die MFT-Therapie die eigentliche Artikulationstherapie.
Folgende Artikulationsstörungen finden sich häufig mit einer Zungenfunktionsstörung vergesellschaftet:

- Fehlbildungen der Zischlaute
- Sigmatismus addentalis/interdentalis/lateralis,
- Schetismus, Chitismus (S-Sch-Ch)
- interdentale Bildung der Alveolarlaute, wie L-D-T-N.

Seltener treten auf Gamma-Kappazismus (G-K), Rhotazismus (R), Lambazismus (L) oder andere Laute.
Artikulations- und Schluckstörungen treten häufig im Zusammenhang mit dem offenen Biss bzw. dem Ungleichgewicht der Lippenmuskulatur auf. Finden wir einen offenen Biss, dann muss logopädischerseits herausgefunden werden, ob die Form zu der Funktionsstörung geführt hat oder die Funktionsstörung zu dieser imponierenden Form.
Ein Beispiel für eine mögliche Ursache stellt die eingeschränkte Nasenatmung dar. Diese kann durch verlegte Atemwege oder adenoide Wucherungen bedingt sein. Wenn die Mundatmung über einen längeren Zeitraum erfolgt, kann sich ein offener Biss aufgrund des fehlenden Lippenschlusses und der damit verbundenen Zungenfehlfunktion bilden.
Die logopädische Arbeit muss dann über den interdisziplinären Austausch mit den entsprechenden Fachärzten, wie HNO-Ärzten bzw. Phoniatern erfolgen.
In den meisten Fällen ist die Kausalkette nicht nachzuvollziehen, so dass die oben gestellte Frage nicht mehr beantwortet werden kann. Was kam zuerst, die Form oder die Funktion?

Exemplarisch soll aber im folgenden auf den offenen Biss und die damit verbundene Funktionsstörung der peri- und intraoralen Muskulatur eingegangen werden.

Der offene Biss aus logopädischer Sicht

Im Zusammenhang mit einem offenen Biss finden sich häufig auch Zungenfehlfunktionen und Artikulationsstörungen.
Korrektes Schlucken ist nur mit einem Unterdruck in der Mundhöhle möglich. Um einen Unterdruck im Mund herstellen zu können, benötigen wir den Lippenschluss. Besteht dieser Unterdruck, dann ist die Zunge in der Lage, konstant korrekt zu schlucken.
Je nach Größe des offenen Bisses ist häufig ein konstanter Lippenschluss nicht möglich, so dass das Schlucken mit geöffneten Lippen erfolgt. Aufgrund des fehlenden Unterdrucks nimmt die Zunge weder die korrekte Ruhelage (an der Papilla incisiva) ein, noch bewegt sie sich in Richtung Gaumen.
Der korrekte Schluckakt ist dann nicht möglich, so dass die Zunge – durch den offenen Biss bedingt – addental bzw. interdental schluckt. Diese Fehlfunktion kann zu einem weiteren Öffnen des bereits offenen Bisses führen. Kompensatorisch gelingt es vielen Menschen, mit einem geringen offenen Biss durch eine Hyperfunktion des Musculus mentalis einen Lippenschluss herzustellen. Dieser kann allerdings nicht konstant gehalten werden. Es handelt sich hierbei um eine Kompensation, die wiederum zu Fehlfunktionen bzw. Problemen führen kann. Die Folge sind u. a. Probleme im Halswirbelsäulen- bzw. gesamten Schulternackenbereich aufgrund der massiven muskulären Anspannung und damit negativen Beeinflussung der Muskelkette.
Die Unterstützung der logopädischen Therapie durch ein sog. biologisches kieferorthopädisches Gerät ist sinnvoll. Z. B. kann eine Bionatortherapie zur Verbesserung der Atemfunktion, der Wirbelsäulenaufrichtung und des Mundschlusses verhelfen.
Alle kieferorthopädischen Geräte, die die Normfunktion berücksichtigen und der Zunge im Mundraum ausreichend Platz lassen, sind u. a. für die gleichzeitige logopädische Therapie sinnvoll.
Eine alleinige logopädische Therapie führt häufig dann nicht zum Erfolg, wenn anatomische Verhältnisse bestimmte Funktionen verhindern. Zu nennen sind da Kieferformen, die der Zunge keine Möglichkeit geben, dass sie angesaugt werden kann (z. B. beim Gotischen Gaumen), Zahnfehlstellungen (z. B. starke Protrusion der Frontzähne) oder die weit offenen Bisse, die einen Lippenschluss nicht zulassen.
Fragen wir uns während der Therapie, ob der offene Biss zu der Zungenfehlfunktion geführt hat oder aber die Zungenfehlfunktion zu dem offenen Biss, wird durch das oben Gesagte verständlich, dass *Form* und *Funktion* sich gegenseitig bedingen.

Die Zusammenarbeit mit den verschiedenen Fachgruppen, die an der Therapie des Patienten mit Kau- und Schluckstörungen sowie der Artikulationstörungen beteiligt sind, ist unerlässlich. Interdisziplinäre Zusammenarbeit erfolgt daher mit:

- Pädiatern
- kieferorthopädisch tätigen Zahnärzten/Kieferorthopäden
- HNO-Ärzten
- Physiotherapeuten
- Ergotherapeuten
- osteopathisch tätigen Heilpraktikern bzw. Ärzten.

Auswirkungen von Zungenfehlfunktionen

Zungenfehlfunktionen werden nicht isoliert beurteilt. Liegt ein falsches Schluckmuster vor, dann hat die Fehlfunktion immer Auswirkungen auf das gesamte orofaciale System.
Das orofaciale System besteht aus verschiedenen Muskelgruppen, die zusammengenommen als System aktiv sind. Einen knöchernen Anteil des Systems stellt die Mandibula dar, die als Teil des Gesichtsschädels mit dem Zungenbein über die oberen Zungenbeinmuskeln in Verbindung steht. Die unteren Zungenbeinmuskeln wiederum stehen in Verbindung mit dem Schultergürtel. Der Schädel steht dorsal über die Nacken- und Wirbelsäulenmuskulatur mit dem Schulter- und Beckengürtel in Verbindung so wie die Bauch- und Thoraxmuskulatur den Schulter- und Beckengürtel ventral verbindet. Rudolfo Castillo Morales hat dieses Schema noch durch das Einbeziehen der Füße ergänzt.
Daraus versteht sich, dass das orofaciale System wiederum nur einen Teil des Gesamtsystems Mensch darstellt. Beim Vorliegen einer Zungenfehlfunktion findet sich also nicht nur ein Ungleichgewicht im orofacialen Bereich, sondern im gesamten System Mensch. Insbesondere haben Zungenfehlfunktionen direkten Einfluss auf die Wirbelsäule und damit unter anderem auf die Kopfgelenke.
Beim korrekten Schlucken wird die Kraft der Zunge gegen den Gaumen gerichtet. Der Mensch schluckt durchschnittlich 2.000 x/24 Stunden. Während eines jeden Schluckaktes übt die Zunge einen Druck von ca. 2–3 kp aus. Wenn dieser Druck nicht gegen den Gaumen gerichtet wird, sondern addental oder interdental frontal oder lateral, dann werden Kräfte entgegen die Aufrichtung wirksam und beeinträchtigen damit automatisch über die Muskelsynergie vor allem die Nacken- und Wirbelsäulenmuskulatur. Außerdem richtet sich diese Kraft gegen das Gleichgewicht der Schädelknochen (craniales System).

Bei Kräften, die nicht physiologisch-funktionell wirksam werden, wird das gesamte cranio-sacrale System negativ beeinflusst. So kann die Zungenfehlfunktion nicht nur zu Problemen mit dem Kieferwachstum, der Zahnstellung und der Atmung führen, sondern zu erheblich weitreichenderen Störungen.
Aufgrund der genannten Zusammenhänge zwischen dem orofacialen System und dem gesamten Körper, insbesondere dem Schädel, wird verständlich, dass viele Patienten, die logopädisch behandelt werden, Beschwerden, wie z. B. Gleichgewichtsprobleme, Kopfschmerzen, Skoliose, Beckenschiefstand und Fehlstellungen der Füße aufweisen. Auch können emotionale Probleme sehr häufig durch das Ungleichgewicht bei Funktionsstörungen im orofacialen Bereich auftreten.

Aus ganzheitlich logopädischer Sicht sollten Zungenfehlfunktionen immer als Störung des Gesamtsystems Mensch angesehen werden. Die Therapie sollte daher eingebettet in ein Gesamtkonzept geplant und durchgeführt werden.

Kieferorthopädie aus ganzheitlicher Sicht

Dr. Gisela Zehner (Zahnärztin)

Die Kieferorthopädie ist ein Spezialgebiet der Zahnheilkunde, das sich mit der Entstehung, Vorbeugung und Behandlung von Form- und Funktionsfehlern des Kauorgans befasst.

Das Kauorgan ist kein einheitliches anatomisches Gebilde, sondern zu ihm gehören unterschiedliche Gewebeteile, die für einen normalen Kauvorgang von Bedeutung sind

- Kieferknochen und ihre Muskulatur
- die Zunge
- die Zähne.

Alle diese Teile des Kauorgans beeinflussen sich gegenseitig und wirken außerdem noch mit den angrenzenden Knochen- und Weichgewebeteilen zusammen, so dass im Normalfall ein gutes Gleichgewicht der muskulären und knöchernen Teile des ganzen Menschen von Kopf bis zu den Füßen besteht. Wird diese Balance an einer Stelle gestört, kann das Auswirkungen auch an ganz entfernt liegenden Körperpartien haben.

Das System als Ganzes wird zwar nicht arbeitsunfähig, wenn ein Teil schwächer wird oder ganz ausfällt, aber die anderen Organteile müssen sich anpassen, und das kann zu Überbelastungen und auch Schäden führen.

Manche Störungen sind ursächlich im Kauorgan begründet. Sie können sich auf das gesamte muskuläre Gleichgewicht, die Haltung und Statik des ganzen Körpers auswirken.

Umgekehrt ist es natürlich auch möglich, dass die Ursache einer Fehlentwicklung der Kiefer und des Kauorgans in einer Haltungsschwäche liegt, die durch eine falsche Kopfhaltung zur Kieferverformung oder -fehlstellung führt. Meist kann die eigentliche Ursache gar nicht mehr genau ermittelt werden, deshalb ist eine umfassende ganzheitliche Diagnose bei jeder kieferorthopädischen Behandlung notwendig.

Die Funktion bestimmt die Form

Verantwortlich für Störungen im Kieferbereich ist entweder eine falsche Funktion der Muskeln, welche dann zur Knochenverformung führen kann, oder eine angeborene bzw. vererbte abnormale Kieferknochenform, die eine normale Funktion nicht oder nur erschwert möglich macht.
In beiden Fällen ist ein ganzheitlicher Ansatz zur Therapie notwendig, denn allein das mechanische Ausrichten der Zähne ohne Änderung der Muskelfunktion kann nur zu vorübergehenden Erfolgen führen.
Die Fehlfunktion der Muskeln wird über kurz oder lang zur Kieferfehlstellung oder Knochenverformung führen, wenn sie nicht mitbehandelt wird.
Ist auf Grund einer vererbten Kieferform eine Normalisierung der Muskelfunktion nicht zu erreichen, kann in Ausnahmefällen auch eine operative Kieferkorrektur notwendig werden (Lippen-, Kiefer-, Gaumenspalten, Progenie).
Die meisten Fälle von Kieferfehlstellungen sind allerdings hauptsächlich auf Grund von Fehlfunktionen der umgebenden Muskulatur entstanden oder sie sind mit einer solchen Muskelfunktionsstörung verbunden und somit auch für die Behandlung gut zugänglich.
Als Beispiel sei hier der offene Biss aufgrund einer Zungenfehlfunktion und schlaffen Mundmuskulatur erwähnt.
Durch zu schwache Lippenmuskeln und einen falschen Zungendruck beim Schlucken – die Zunge drückt sich zwischen die Frontzähne – können die Zähne nicht gerade wachsen, es entsteht ein offener Biss, und der Patient kann nicht abbeißen.
Dies hat natürlich Folgen, nicht nur für das Kauorgan, sondern auch für die Verdauungsorgane, da die Nahrung nicht richtig zerkleinert werden kann, und für die psychisch-geistige Entwicklung.
Kinder mit offenem Biss, schwachen Mundmuskeln und dadurch ständiger Mundatmung sind auch in ihrer geistigen Entwicklung meist recht schwerfällig.
Eine Zahnkorrektur und somit das Schließen des offenen Bisses kann nur erfolgreich sein, wenn der Patient das richtige Schlucken erlernt, die Lippenmuskulatur gekräftigt und eine gute Nasenatmung trainiert wird – erst dann können die Frontzähne mit kieferorthopädischen Behandlungsgeräten verlängert und der offene Biss geschlossen werden. Der Patient kann wieder richtig zubeissen, was sich oft auch in einer psychischen Veränderung ausdrückt. Nicht umsonst gibt es im Sprachgebrauch Begriffe wie »er hat Biss« oder »er kann sich durchbeißen«.
Besteht auch eine Rücklage des Unterkiefers, kann sich das auf die Halswirbelsäule und somit über die Wirbelkette auf das Becken und die gesam-

te Körperstatik auswirken, es entstehen Haltungsschäden, die ebenfalls während der kieferorthopädischen Behandlung mit korrigiert werden müssen. Eine Aufrichtung nicht nur der Zähne, sondern auch des ganzen Körpers, führt auch zu mehr »Aufrichtigkeit« und Selbstbewusstsein und wirkt sich somit positiv auf die psychische Verfassung und Entwicklung der gesamten Persönlichkeit aus.

Interdisziplinäre Therapie

Eine Behandlung sollte immer interdisziplinär erfolgen. Neben der Kieferentwicklung und Korrektur der Zahnstellung mittels Zahnspangen, die natürlich für den Kieferorthopäden die wichtigste Behandlungsmethode darstellt, ist eine Zusammenarbeit mit anderen Fachgebieten unumgänglich. Hervorzuheben ist hier vor allem die gemeinsame Behandlung eines Patienten mit Logopäden, Osteopathen, Physiotherapeuten und Orthopäden, ohne die der Erfolg einer kieferorthopädischen Therapie oft ausbleibt. Aber auch mit HNO-Ärzten, Kinderärzten oder Heilpraktikern und Psychologen kann eine Zusammenarbeit notwendig werden.

Entwicklung einer Kieferanomalie

Wie bereits beschrieben, sind für die Entstehung von Zahnfehlstellungen und Kieferanomalien, wie z. B. Schmalkiefer und Zahnengstand oder offener Biss, neben den Prozessen im Stoffwechsel und anatomischen Besonderheiten vor allen Dingen eine Fehlfunktion der orofacialen Muskulatur mit falscher Atmung (Mundatmung), eine unkorrekte Zungenlage mit falschem Schluckverhalten sowie eine allgemeine Haltungsschwäche verantwortlich.

Bei der Mundatmung kommt es zu schlecht entwickelten Nasennebenhöhlen und dadurch bedingt zu einem hohen, spitzen und schmalen Gaumen. In einem solchen Fall sind Zahnengstand und Platzmangel für die Zunge unvermeidbar. Die Zunge bleibt im Unterkiefer liegen, was ein falsches Schluckverhalten, Sprechstörungen und eine veränderte Lage des Zungenbeines nach sich zieht. Dies wiederum führt zu Fehlentwicklungen im muskulären Bereich.

Durch die Mundatmung kommt es auch zu einer Erschlaffung der Lippenmuskulatur.

Lippenschwäche und falsche Zungenlage begünstigen die Entstehung von Zahnfehlstellungen, aber auch eine Verlagerung des gesamten Unterkiefers kann hierdurch bedingt sein.

Dies wirkt sich wiederum ungünstig auf die Entwicklung der Halswirbelsäule und somit des gesamten Skelettsystems aus.

Schlechte Durchatmung der Nasennebenhöhlen führt außerdem zur Ansammlung von Gewebewasser, zu sogenannten Lymphstaus. Ein guter Lymphabfluss ist aber sehr wichtig für den Abtransport von Zellstoffwechselschlacken, deshalb führt ein Lymphstau zu Stoffwechselstörungen im Gewebe.
Ist die Lymphe im vorderen Kopfbereich gestaut, kann sich dies bis in das Zentrale Nervensystem fortsetzen und führt dann zum Krankheitsbild der lymphostatischen Encephalopathie, das von Prof. Földi aus Freiburg beschrieben wurde. Neben häufigeren Erkältungskrankheiten kann deshalb ein Lymphstau auch zu einer Verzögerung der körperlichen und geistigen Entwicklung und Reifung führen.
Der Beginn solcher Entwicklungsstörungen liegt oft bereits im Säuglingsalter. Wird ein Kind nicht ausreichend gestillt, kann es ein normales Saug- und Schluckverhalten nicht erlernen. Das Saugbedürfnis wird durch übermäßiges Nuckeln an Daumen oder Gummisauger gestillt, was eine natürliche Mundraumentwicklung behindert, die Zungenhaltung beeinflusst und zu einer Rückverlagerung des Unterkiefers führt.
Das Stillen ist aber nicht nur als gesundes Training von Zunge und Mundmuskulatur zu verstehen. Auch der Unterkiefer wird dabei in die richtige Lage zum Oberkiefer gebracht, und beim Säugling entwickelt sich eine gute Nasenatmung. Außerdem ist eine harmonische Mutter-Kind-Beziehung, die durch das Stillen gefördert wird, für die weitere psychische Entwicklung des Kindes von ausschlaggebender Bedeutung.
Kieferfehlentwicklungen sind nämlich häufig auch Ausdruck psychischer Probleme.
Zu oft wird die Psyche des Patienten vergessen, denn gerade Verspannungen der Hals- und Lendenmuskulatur, Fehlhaltungen, hastiges Essen und vieles andere mehr haben oft ihre Ursachen in seelischen Konflikten. Darauf sollte bei der Behandlung von Kieferanomalien ebenfalls stärker geachtet werden.
Fehlentwicklungen im Kopfbereich haben nun auch ihre Auswirkungen auf den gesamten Körper. Wenn sich die Kiefer nicht harmonisch ausformen können, werden sich auch angrenzende Körperteile wie Kopfgelenke, Halswirbelsäule und die entsprechenden Muskeln nicht ganz normgerecht entwickeln. Die Muskelbalance der Kopf-Nacken-Region ist dann gestört, und es kommt über die Gelenk- und Muskelketten zu Veränderungen in den Hüft- und Kniegelenken oder sogar zur Verkürzung eines Beines.

Ganzheitliche Therapie

Prophylaxe

Zu einer ganzheitlichen kieferorthopädischen Behandlung gehört es nun in erster Linie, einer solchen Fehlentwicklung vorzubeugen. Diese Vorbeugung beginnt mit einer Aufklärung der werdenden Mutter über die Notwendigkeit des Stillens nicht nur als gesündeste und natürlichste Ernährung, sondern auch im Hinblick auf die körperliche und seelische Entwicklung und die Mundraumausformung beim Kind.
Übungen zum Lippenschluss und zur Förderung der Nasenatmung sind im Kleinkindalter äußerst wichtig, denn viele Kinder haben ständig eine offene Mundhaltung. Die Eltern und Bekannten gewöhnen sich an diesen Anblick, ohne dabei Schlimmes zu ahnen. Der fehlende Lippendruck führt dazu, dass die Zunge den Mundraum beim Schlucken nach vorne abschließen muss.
Der seitliche Druck der Wangenmuskulatur überwiegt, und der Kieferknochen verformt sich. Es kommt zu einem Schmalkiefer mit Zahnengstand oder zum offenen Biss und zu einem falschen Schluckmuster, einer Zungenfehlfunktion.
Die folgenden Übungen sollen als Anregung für ein spielerisches Lippenmuskeltraining im Kleinkindalter dienen:

- Getränke möglichst mit dem Strohhalm trinken
- Melodien summen lassen, Kammblasen, Pfeifen
- kleine Blättchen aus Kunststoff oder Streifen aus Esspapier zwischen die Lippen legen
- Wettkämpfe veranstalten: Wer kann am längsten einen Knopf am Faden mit den Lippen halten? Wer bläst eine Wattebausch am weitesten? Tauziehen mit zwei Knöpfen, die mit einem Faden verbunden sind und mit den Lippen gehalten werden.

Diese Übungen machen den Kindern Spass und können zu Hause, auf einem Spaziergang oder auch auf einer längeren Autofahrt durchgeführt werden.
Natürlich führt auch das ständige Nuckeln an Daumen, Fingern, Sauger oder Nuckelflasche zu Störungen der Kieferentwicklung. Das Abgewöhnen von Lutschunarten unter Verwendung von Mundvorhofplatten oder Lutschkalendern ist hier das Mittel der Wahl.
Bereits in diesem Alter sollte bei einer Störung des orofacialen Gleichgewichtes, also der gesamten Mund- und Zungenmuskulatur, eine Vorstellung des Kindes beim Logopäden erfolgen.
Bei Haltungsschwäche oder bereits ausgeprägteren Haltungsstörungen

sind Craniosacrale Therapie und krankengymnastische Behandlung unerlässlich, um die körperliche Entwicklung – und somit auch das Kieferwachstum – wieder in rechte Bahnen zu lenken.
Ist es allerdings bei einem Kind bereits zu einer Kieferfehlentwicklung gekommen, soll diese möglichst auf natürlichem Wege reguliert werden.

Apparative Behandlung

Mit den Methoden der ganzheitlichen Kieferorthopädie werden die körperlichen Wachstumskräfte stimuliert und trainiert, so dass eine harmonische Mundraumentwicklung ermöglicht wird. Mit speziell konstruierten Behandlungsapparaten wird die Kieferentwicklung wieder in normale Bahnen geleitet.
Die beiden Zahnspangen – der Bionator nach Prof. Balters und der Funktionsregler nach Prof. Fränkel – sind von ihrer Konstruktion her zwar sehr unterschiedlich, ihre Wirkung ist allerdings sehr ähnlich. Die Zungenlage wird korrigiert und der Lippenschluss gefördert, was wiederum die Nasenatmung anregt. Nasenhöhle und Nebenhöhlen entwickeln sich, der Gaumen wird höher und breiter, und die Zunge findet im Gaumengewölbe mehr Platz. Gewebe und Muskulatur lockern sich, der Stoffwechsel wird optimiert und Lymphstaue lösen sich auf. Zudem führt eine Verlagerung des Unterkiefers in die normale Stellung zu einer Verbesserung der Kopfhaltung und Aufrichtung der Halswirbelsäule. Somit wird das Wachstum des gesamten Skelettsystems günstig beeinflusst.
Die Zähne stellen sich während dieser Behandlung fast von allein richtig im Zahnbogen ein, denn die Zahnklammern liegen völlig lose im Mund und bewegen die Zähne nicht mit Druck.
Zur mechanischen Unterstützung dieser Therapie werden unter Umständen auch noch andere Geräte benötigt, z. B. sogenannte Crozat-Apparaturen. Diese Zahnspangen bestehen nur aus dünnen, hochelastischen Drähten, die individuell für jeden Patienten gebogen und gelötet werden.
Damit ist ein gezieltes und sanftes Bewegen der Zähne möglich, ohne dabei den Zahnhalteapparat übermäßig zu belasten und ohne die Mundraumentwicklung zu beeinträchtigen, denn die Zunge hat in dieser Zahnklammer genügend Platz und wird beim Schlucken nicht behindert. Besonders wertvoll sind diese Geräte bei der Lückenöffnung, wenn der Platz für bestimmte Zähne zu stark eingeengt ist.
Selbstverständlich können alle diese Zahnspangen ihre Wirkung nur dann voll entfalten, wenn sie von den Kindern auch getragen werden. Das bedeutet, dass sie außer zum Essen und beim Sport möglichst immer im Mund sein sollten.

Der Mundraum kann sich nur entwickeln, wenn die Geräte auch während der Funktion – also beim Sprechen, Schlucken und Atmen – im Mund sind. Ein längeres Aussetzen der Klammern führt wiederzu einer Rückentwicklung, und wenn die Zahnspangen nur nachts im Mund sind, haben sie keine ausreichende Wirkung. Eine Ausheilung der Kieferanomalien ist also nur bei guter Mitarbeit der Kinder möglich.
Die Anwendung von starren Druckkräften, wie sie z. B. bei festen Klammern wirken, oder das Ziehen von Zähnen ist in der ganzheitlichen Kieferorthopädie nur bei extremen Zahnfehlstellungen nötig, oder wenn der Patient die Behandlungsgeräte nicht ausreichend trägt.

Begleitbehandlungen

Aber nicht nur das konsequente Tragen der Geräte ist für den Behandlungserfolg von Bedeutung, das Kind muss darüber hinaus aktiv an der Behandlung beteiligt sein. Eine ausgewogene Körperaktivität und bestimmte Haltungs- und Atemübungen sind während der Kieferregulierung sehr wichtig. Auch Heileurythmie unterstützt die Kieferentwicklung und ist während der kieferorthopädischen Behandlung oft sehr sinnvoll.
Regelmäßiges Zungentraining, nach Möglichkeit unter fachlicher Anleitung eines Logopäden, ist bei Zungenfehlhaltungen unerlässlich. Der Lippenschlussgymnastik kommt während der Behandlung große Bedeutung zu.
Vitalstoffreiche, vollwertige Ernährung ist selbstverständlich Voraussetzung für eine gute Funktion des Stoffwechsels und die Vermeidung von Lymphstauen. Bei stärkerem Stau von Gewebewasser ist manuelle Lymphdrainage zur Verbesserung des Lymphabflusses angezeigt.
Diese Lymphtherapie ist zur Anregung des Abtransportes von Stoffwechselschlacken für den Erfolg der ganzheitlichen kieferorthopädischen Behandlung sehr bedeutungsvoll und sollte durch Einsatz homöopathischer Mittel noch unterstützt werden.
Zur allgemeinen Unterstützung der Entwicklung eines Kindes bringt die Behandlung mit homöopathischen Einzelmitteln (Konstitutionstherapie) oft ungeahnte und tiefgreifende Veränderungen mit sich. Eine solche Harmonisierung des gesamten Organismus wirkt sich selbstverständlich auch positiv auf die Entwicklung des Kauorgans aus und ist somit für die kieferorthopädische Behandlung von großem Vorteil.
Ebenso fördert die Anwendung magnetischer Felder bei der Kieferregulierung die Stoffwechselvorgänge.
Von großer Bedeutung ist die psychische Verfassung des Patienten für den Erfolg einer ganzheitlich ausgerichteten Kierferorthopädie. Als psychologische Therapieform wird die Funktionsanalyse nach Prof. Lüscher während der Kieferregulierung eingesetzt.

Literatur

Arolser Schriften II, Tinnitus Klinik Arolsen, Praktische Aspekte der Retraining- und Hörtherapie

Anthony, C. P., Thibodeau, G. A.: Anatomia y Fisiologia (Interamericana, Mexico, D. F.) 1987

Bahnemann, F.: Anthropologische Grundlagen einer Ganzheitsmedizin (Haug Verlag, Heidelberg) 1992

Biedermann, H.: KISS-Kinder, Manualtherapie bei Kindern (Enke, Stuttgart) 1996

Blakeslee, T. R.: Das rechte Gehirn (Aurum Verlag, Freiburg im Breisgau) 1982

Brokmeier, A. A.: Manuelle Therapie (Enke, Stuttgart) 1996

Brookes, D.: Osteopatia Craneal (Ediciones bellaterra, Barcelona) 1982

Buchmann, J., Weber, K.: Weiche Techniken in der Manuellen Medizin (Hippokrates, Stuttgart) 1994

Garliner, D.: Myofunktionelle Therapie in der Praxis (Dinauer Verlag, Germering) 1989

Castillo Morales, R.: Die Orofaziale Regulationstherapie (Pflaum Verlag, München) 1991

Cohen, D.: Introduccion a la Terapia Sacrocraneal (Mandala Ediciones, Madrid) 1997

Coster de, M., Pollaris, A.: Viszerale Osteopathie (Hippokrates, Stuttgart) 1995

Cramer, A., Doering, J., Gutmann, G.: Geschichte der manuellen Medizin (Springer, Berlin) 1990

Dittel, R.: Schmerz und Physiotherapie (Gustav Fischer Verlag, Stuttgart) 1992

Frisch, H.: Programmierte Therapie am Bewegungsapparat (Springer, Berlin) 1999

Garliner, D.: Myofunktionelle Therapie in der Praxis (Dinauer Verlag, Germering) 1989

Gehin, A.: Atlas of Manipulative Techniques for the Cranium & Face (Eastland Press, Seattle) 1985

Gleditsch, J. M.: Reflexzonen und Somatotopien (WBV Biologisch-Medizinische Verlagsgesellschaft, Schorndorf) 1983

Gutmann, G.: Funktionelle Pathologie und Klinik der Wirbelsäule (Gustav Fischer Verlag, Stuttgart) 1984

Hansen, K.: Segmentale Innervation – Ihre Bedeutung für Klinik und Praxis (Quintessenz Bibliothek, Berlin) 1993

Heydenreich, A.: Innere Erkrankungen und Auge (Enke, Stuttgart) 1979

Lehnert-Schroth, C.: Dreidimensionale Skoliosebehandlung (Gustav Fischer Verlag, Stuttgart) 1986

Liem, T.: Kraniosakrale Osteopathie (Hippokrates Verlag, Stuttgart) 1998

Lomba, J. A., Peper, W.: Handbuch der Chiropraktik und strukturellen Osteopathie (Haug Verlag, Stuttgart) 1997

Mackenzie, J.: Krankheitszeichen und ihre Auslegung (Verlag von Curt Kabitzsch, Würzburg) 1913

Medina Ortega, P.: Sacro Craneal, Tratado de Osteopathia Integral (Centro Gaia, Madrid) 1995

Meyers Lexikonverlag: Geschichte der Medizin in Schlaglichtern (Meyers Lexikonverlag, Mannheim) 1990

Milne, H.: Aus der Mitte des Herzens lauschen, Band 1 und 2 (Via nova Verlag, Petersberg) 1999

Moore, K. L.: Embryologie (Schattauer, Stuttgart) 1985

Naegeli, O.: Nervenleiden und Nervenschmerzen (Haug Verlag, Heidelberg) 1978

Oelmann, K.: Anatomie für Bioenergetische Analytiker (Arbeitsblätter für Bioenergetische Analyse)

Pischinger, A.: Das System der Grundregulation (Haug Verlag, Heidelberg) 1985

Pschyrembel: Klinisches Wörterbuch (de Gruyter, Berlin) 1982

Rang, Höppner: CSO, Craniosacral Osteopathie (Hippokrates, Stuttgart) 1997

Ricard, F.: Tratamiento Osteopatico de las Lumbalgias y Ciaticas (Mandala Ediciones, Madrid) 1993

Richard, R.: Lesions Osteopathiques Du Sacrum, (Maloine S. A. Editeur, Paris) 1985

Rohen, J. W.: Funktionelle Anatomie des Nervensystems (Schattauer, Stuttgart) 1985

Roulier, G.: La Practica de la Osteopatia (Edaf, Madrid) 1995

Sergueef, N.: Die Kraniosakrale Osteopathie bei Kindern (Verlag für Osteopathie Dr. Erich Wühr, Kötzing) 1995

Schade, J. P.: Die Funktion des Nervensystems, Einführung in die Neurologie (Gustav Fischer Verlag, Stuttgart) 1971

Schalch, F.: Schluckstörungen und Gesichtslähmung (Gustav Fischer Verlag, Stuttgart) 1994

Stone, C.: Die inneren Organe aus der Sicht der Osteopathie (Verlag für Ganzheitliche Medizin Dr. Erich Wühr GmbH, Kötzing) 1996

Upledger, J. E.: Lehrbuch der Craniosakral-Therapie (Haug, Heidelberg) 1999

Voss-Herrlinger: Taschenbuch der Anatomie, Band 2–4 (Gustav Fischer Verlag, Heidelberg) 1986

Sachregister

Osteopathie und Naturheilkunde im Pflaum Verlag

Online-Informationen der Zeitschrift **Naturheilpraxis** mit Inhaltsverzeichnis, ausgewählten Beiträgen und Zusammenfassungen. http://www.**Naturheilpraxis.de**

Laurie S. Hartman
Lehrbuch der Osteopathie
384 S. mit 467 Fotos, geb.,
ISBN 3-7905-0753-9

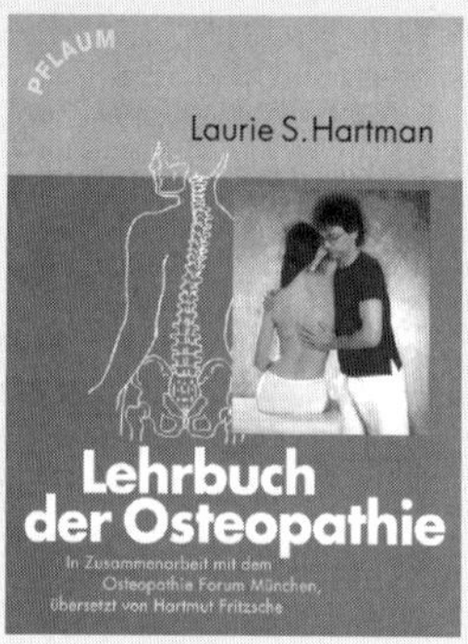

Emanuel Sammut/
Parick Searle-Barnes
Osteopathische Diagnose
352 S. mit 78 Abb., kart.,
ISBN 3-7905-0820-0
Das Buch schließt eine Lücke in der osteopathischen Literatur, die sich bisher hauptsächlich auf die Darstellung der Behandlungstechniken konzentriert hat.

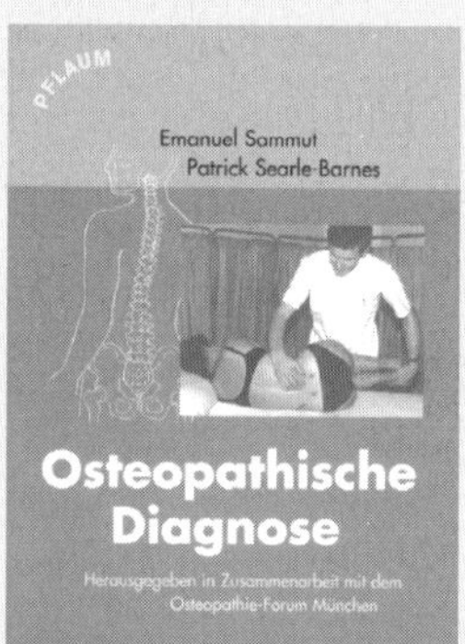

Josef Karl
Neue Therapiekonzepte für die Praxis der Naturheilkunde
Ein Wegweiser durch Erkrankung und Heilung aus ganzheitlicher Sicht
432 S. mit 128 Abb., kart.,
ISBN 3-7905-0685-0

Gerhard Risch
Homöopathik
Die Heilmethode Hahnemanns
3. Aufl., 352 S. , kart.,
ISBN 3-7905-0787-3

Günther Lindemann
Augendiagnostik Lehrbuch
Befunderhebung aus dem Auge
4., überarb. Aufl., 207 S. mit 176 Abb., 3 Tabellen und 30 farbigen Irisbildern, geb.,
ISBN 3-7905-0744-X

Peter Cornelius
Nosoden und Begleittherapie
Hinweise für Praxis und Forschung aus der Erfahrung mit dem Medikamententest
3., völlig neu bearbeitete und erweiterte Aufl., 202 S. mit Abb., kart.,
ISBN 3-7905-0789-X

Karl F. Liebau
Handbuch für die Naturheilkunde
Einführung in naturheilkundliche Diagnose und Heilweise
2., aktualisierte Aufl., 177 S. mit 57 Abb., kart.,
ISBN 3-7905-0756-3

Karl F. Liebau
Berufskunde für Heilpraktiker
3., aktualisierte und erweiterte Aufl., 496 S., kart.,
ISBN 3-7905-0808-X

Manfred D. Kuno
Krebs in der Naturheilkunde
Eine Systematik der ganzheitlichen Krebstherapie
326 S. mit 53 Abb. und 25 Tabellen, kart.,
ISBN 3-7905-0751-2

Wir schicken Ihnen gerne unseren ausführlichen Prospekt!

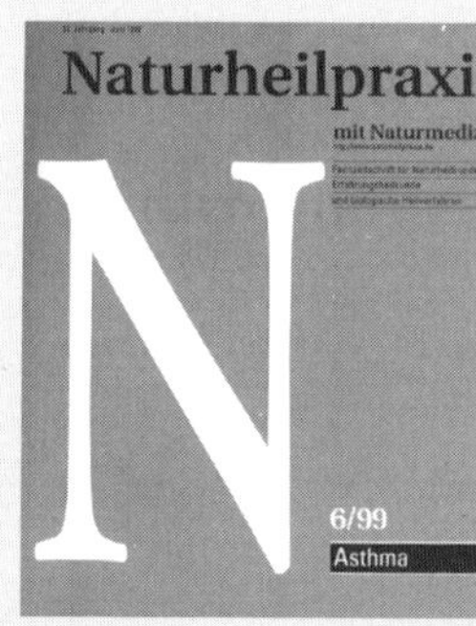

Die monatliche Fachzeitschrift
Naturheilpraxis mit Naturmedizin
Unabhängige, überverbandliche Fachzeitschrift für Naturheilkunde und biologische Heilverfahren. Praxisnah, umfassend, kritisch.
Seit über 50 Jahren der Naturheilkunde verpflichtet.
Bitte fordern Sie ein kostenloses Probeheft an!

Richard Pflaum Verlag GmbH & Co. KG
Lazarettstr. 4, 80636 München, Tel. 089/12607-233, Fax 089/12607-200
http://www.pflaum.de/, email: buchverlag@pflaum.de